ÉTUDE DESCRIPTIVE

DES

EAUX DE NÉRIS LES BAINS

ET

EXPOSÉ CRITIQUE

DE LEURS

INDICATIONS ET CONTRE-INDICATIONS

PAR

Le Docteur G. MORICE

Médecin-Consultant à Néris-les-Bains.

Ancien interne des Hôpitaux de Bordeaux
Lauréat de l'École de Médecine (Concours 1878, 1er Prix)
Membre correspondant de la Société Clinique de Paris;
De la Société de Médecine et de Chirurgie de Bordeaux;
Membre titulaire de la Société d'Hydrologie médicale de Paris,
De la Société Française d'Hygiène,
De la Société des Sciences Médicales de Gannat, du Concours médical,
De l'Association Française pour l'Avancement des Sciences, etc.

Avec tableaux, planches, vues, carte géographique.

PARIS
OCTAVE DOIN, LIBRAIRE-ÉDITEUR
8 — place de l'Odéon — 8

1888

ÉTUDE DESCRIPTIVE

DES

EAUX DE NÉRIS-LES-BAINS

ÉTUDE DE

EAUX DE NÉRIS-LES-BAINS

ET

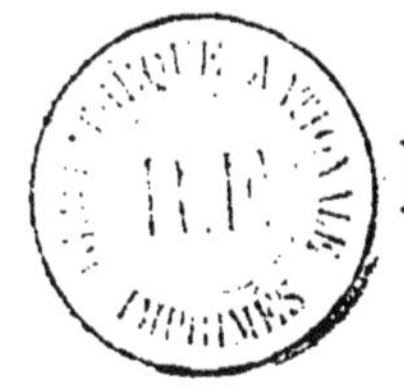

EXPOSÉ CRITIQUE

DE LEURS

INDICATIONS ET CONTRE-INDICATIONS

PAR

Le Docteur G. MORICE

Médecin-Consultant à Néris-les-Bains.
Ancien interne des Hôpitaux de Bordeaux
Lauréat de l'Ecole de Médecine (Concours 1878; 1er Prix)
Membre correspondant de la Société Clinique de Paris;
De la Société de Médecine et de Chirurgie de Bordeaux;
Membre titulaire de la Société d'Hydrologie médicale de Paris,
De la Société Française d'Hygiène,
De la Société des Sciences Médicales de Gannat, du Concours médical,
De la Société locale du Loir-et-Cher (Association générale
des Médecins de France),
De l'Association Française pour l'Avancement des Sciences, etc.

Avec tableaux, planches, vues, carte géographique.

PARIS
OCTAVE DOIN, LIBRAIRE-ÉDITEUR
8 — place de l'Odéon — 8

1888

TRAVAUX DU MÊME :

Kystes hydatiques du foie ; fistule hépatico-bronchique; hydatide sous-péritonéale siégeant à la face antérieure du foie, au niveau de l'épigastre. — Communication à la Société de Médecine et de Chirurgie de Bordeaux ; séance du 28 février 1879.

Ce qu'il faut entendre par appareils hyponarthéciques ; leur histoire, leurs avantages, leurs indications. — Thèse inaugurale : Paris, 1880.

Sur quelques applications de la méthode hypodermique. — Communication lue et présentée devant l'Association française pour l'avancement des sciences. (Congrès de Blois ; 1884, Section de médecine.)

Considérations générales sur la résorcine. — Son action topique sur les surfaces ulcérées et sur le lupus en particulier. — (Mémoire présenté à la Société de Médecine et de Chirurgie de Bordeaux , 1888.)

Contribution à l'étude des bains prolongés : note sur un cas de phosphaturie chez un névropathe arthritique. — (Mémoire présenté à la Société d'hydrologie médicale de Paris, 1888.)

AVANT-PROPOS

« Au bas de l'échelle des eaux minérales, nous dit Durand-Fardel, nous retrouvons des Eaux dont la minéralisation est à peu près négative, moins par ses faibles proportions inférieures quelquefois à celles des eaux douces, que par l'absence de toute minéralisation caractéristique et qui cependant, par leurs thermalités considérables et par leur abondance, rivalisent avec les premières. » Il les rassemble alors dans une famille particulière qu'il appelle *indéterminée* et il ajoute : « C'est certainement là le côté le plus curieux et le plus inexploré de l'hydrologie médicale. Il a été abandonné jusqu'ici à la simple observation clinique, et je ne vois pas que les problèmes qui s'y rattachent aient été l'objet d'études précises. Si l'interprétation thérapeutique des eaux à minéralisation formelle laisse bien des inconnues à dégager, il en est encore bien autrement ici où la matière manque et où l'on se trouve en quelque sorte face à face avec des actions absolument indéterminables par les moyens que la chimie met à notre disposition et qu'il faut bien cependant rattacher à quelque chose. C'est ce quelque chose qu'il faudrait définir et que la théorie n'a même pas encore effleuré! »

Est-ce à dire que, plus heureux que nos devanciers, nous allons apporter à l'étude de ces eaux ce quelque chose dont parle notre savant collègue, M. Durand-Fardel? Est-ce à dire enfin que, laissant de côté pour un instant les phénomènes cliniques, nous allons entrer résolument dans l'explication des remarquables effets que nous enregistrons chaque jour avec d'autant plus de soins que nous ne pouvons en saisir l'explication?

Une ambition bien légitime nous pousserait, en effet, dans la voie de ces recherches et ce serait notre honneur de trouver le *quid divinum* de ces Eaux.

Pour l'instant notre but sera plus modeste, trop modeste peut-être; mais jusqu'à ce que soient résolues certaines questions constamment à l'ordre du jour en ce temps de recherches hydrologiques, nous nous bornerons dans cette Étude sur les eaux de Néris, variété si curieuse des Indéterminées à satisfaire ce désir si légitime du médecin, savoir : tracer successivement en quelques chapitres bien définis ce que sont nos eaux au point de vue de leur histoire passée et présente, quelles sont nos sources, le mode d'administration consacré dans nos thermes, enfin quelles sont leurs indications et surtout leurs contre-indications, en y ajoutant, s'il veut bien nous le permettre, quelques petits avis sur cette partie de l'hygiène, souvent si méconnue et cependant si nécessaire à tout malade venant à nos thermes.

Ainsi se fera l'histoire descriptive et clinique des eaux de Néris. Nous n'avons pas la prétention d'être complet; « cette prétention, dit quelque part Claude Bernard, dont on abuse si souvent en physiologie et en médecine, n'est qu'une pure illusion. L'essai d'une semblable réalisation peut offrir un véritable danger. » Ces sages conseils nous serviront donç de modèle et, ainsi présentée dans ces lignes principales, cette étude deviendra réellement utile à ceux de nos confrères qui seraient en droit de nous demander quelle *est la valeur réelle en thérapeutique des eaux de Néris.*

CHAPITRE PREMIER

Description générale et historique.

§ Ier. — DESCRIPTION GÉNÉRALE — CLIMATOLOGIE TOPOGRAPHIE

Néris-les-Bains est une petite ville du département de l'Allier, distante de Montluçon de 8 kilomètres. On peut y accéder de tous les points de la France, soit que l'on descende à la station de Montluçon, située sur la ligne des express desservant Paris, Bordeaux et le Mont-Dore, soit que l'on s'arrête à Chamblet, station reliée par des trains de vitesse à différentes villes importantes et notamment à Lyon.

La distance d'environ 3 kilomètres qui sépare Néris de la gare de Chamblet est, du reste, rapidement parcourue. On trouve aux gares un service d'omnibus des plus confortables.

Descendant à Néris par la route de Clermont, le voyageur est frappé de l'immense horizon qui se déroule à ses yeux. Devant lui, la plaine du Cher et les hautes collines de la Creuse; à sa droite, le parc des Arènes dont une portion rappelle l'ancien cirque gallo-romain, et dont les arbres séculaires feront chaque jour son admiration. Quelques pas encore, et prenant à gauche de la route nationale, il se trouve au milieu du parc des Tilleuls, au fond duquel se détache si gracieusement une des façades de l'établissement thermal, j'ai nommé le Casino. — Enfin, place des Thermes, le grand établissement avec ses bassins et son péristyle encombré de fûts, de colonnes, de chapiteaux, vases, bas-reliefs, etc... En face, le petit établissement et plus loin l'hôpital!...

Trois portions assez distinctes semblent se partager Néris au point de vue de la disposition : la première ou *ville haute* est bâtie sur un plateau assez élevé; la seconde s'allonge dans la vallée et prend le nom de *ville basse* ou *bain.* C'est là que réside la colonie étrangère et que s'élèvent villas, maisons meublées et hôtels; enfin, la troisième sert d'intermédiaire aux deux autres, et par sa situation sur le versant d'une colline inclinée à l'ouest, jusqu'à la ville basse, relie les deux premières si intimement, que Néris, au sens du mot, ne fait qu'une seule et même ville, dont les parties ne diffèrent que par une situation géologique et une exposition distinctes. Son altitude au-dessus du niveau de la mer est de 380 mètres à l'église (ville haute), et de 355 mètres, place des Thermes (ville basse). Le sol sur lequel repose Néris est granitique, compact et composé dans des proportions et formes différentes de mica, de quartz et de feldspath.

« En faisant les fouilles, dit de Laurès, où se trouvent actuellement les pompes qui servent à l'alimentation de l'établissement thermal, on a trouvé dans le granit des *mouches* nombreuses de galène (PbS), et d'assez belles géodes de fluorure de calcium. » — « Ce fait rapproché d'une assez grande quantité de *fluor* dans les eaux, a joué un rôle assez important dans les phénomènes contemporains des eaux de Néris. » (De Gouvenain).

Quant au climat, il est salubre; la température est assez régulière, et sauf quelques variations brusques causées par les orages, on observe à Néris une moyenne tempérée. L'air y est excessivement sain, et jamais humide. Les eaux s'y écoulent très rapidement.

§ II. — HISTORIQUE

Jadis, existait à la place où Néris s'élève aujourd'hui si modestement une grande et magnifique cité. Les débris qui sont encore debout, et les ruines que le sol recouvre, attestent sa magnificence passée, et si à l'époque gauloise le mamelon qui s'étend à quelques centaines de mètres de Néris, sur le chemin de Vilbret, n'était qu'un centre de stratégie militaire, ainsi que le certifient les historiens, on peut dire que le Néris romain devint rapidement une ville luxueuse, aristocratique, où les arts grecs luttèrent à l'envi pour la décoration des splendides demeures dont le sol nous a révélé toute la finesse et tout le luxe. Si vous avez le loisir et le goût de ces études, lisez le manuscrit si curieux (1566) intitulé *Antiquitez et baings chaulx de Nérys,* que son auteur, Nicolas de Nicolaï, avait rédigé pour Catherine de Médicis. Compulsez les œuvres de Duchesne, de la Force, de Caylus, et surtout retenez les notices si consciencieuses et si intéressantes que Baraillon, Boirot-

Desserviers, Esmonnot et de Laurès ont écrites de nos jours.

D'après Boirot, la grandeur de Néris date des Antonins : « L'histoire de cette grande époque n'est guère écrite que sur la pierre ou sur le bronze, dit de Laurès. Ne nous en plaignons pas, c'est la meilleure. On a, dans ce temps heureux, beaucoup plus édifié que détruit. C'est le plus beau siècle de la sculpture et de l'architecture romaines. »

Un vaste système d'aqueducs amenait à Néris les eaux froides qui manquent à peu près aujourd'hui ; les Romains n'avaient rien négligé pour les rendre très abondantes. Les vestiges qui nous restent témoignent à eux seuls et de l'importance de la station thermale et de l'habileté de leurs ingénieurs. Recueillant dans la campagne toutes les sources vives, tous les suintements, ces aqueducs, qui étaient de véritables chefs-d'œuvre, amenaient, après un parcours de 35 kilomètres, des eaux excellentes et absolument pures. Le tracé de ces différents tronçons ou aqueducs a été gravé par de Laurès sur une plaque de marbre placée, depuis, sous le péristyle de l'établissement. Les Romains montraient ainsi quelle importance ils attachaient à l'eau froide, pure et abondante, même dans une station thermale.

Les voies romaines, les ruines, le théâtre dont M. de Caylus (1860) a retracé les splendeurs, le camp retranché que décrivent M. Baraillon et l'abbé Renaud, les statues de bronze, de marbre, de pierre, les inscriptions, les thermes romains, découverts à 3m25 au-dessous du sol, avec leurs étuves, leurs immenses piscines carrées et circulaires, leurs chapiteaux et leurs colonnes, tout est là pour servir à la reconstitution du passé de Néris, à son histoire et un jour, peut-être, à la proclamation de la date de sa naissance.

Combien ce temps de splendeurs dura-t-il ?

L'histoire est muette à cet égard, mais nous savons que la main dévastatrice des barbares s'appesantit durement sur Néris. La ville fut détruite comme toutes les autres cités opulentes, et ses thermes saccagés.

Constantin II aurait pris, dit-on, une large part à cet acte de vandalisme. Plus tard, les Normands auraient encore une fois dévasté cette ville que Julien avait rebâtie, et enfin il faut arriver jusqu'à l'époque de la Renaissance pour trouver quelques notices sur les naïades bienfaisantes de Néris. D'après M. Forichon, c'est au commencement de notre siècle que les vertus mieux comprises de ses eaux commencèrent à attirer les baigneurs; la clientèle d'abord locale s'étendit aux départements voisins et nous voyons le Cher, la Nièvre, le Puy-de-Dôme, la Vienne fournir chaque année un contingent sérieux de malades; quelques baignoires particulières dans les hôtels, quelques douches bien primitives, installées dans les demeures particulières ou au petit hôpital, tels étaient alors dans leur simplicité les moyens hydriatiques employés. Cet état de choses dura jusqu'à Boirot-Desserviers qui personnifie si bien la restauration du Néris moderne.

Grâce à son esprit d'initiative, à sa fortune et à son zèle, Boirot-Desserviers « galvanisa ce cadavre », comme dit si poétiquement un de nos plus chers collègues, le Dr de Grandmaison. L'élan était donné.

Les résultats si merveilleux de l'eau de Néris, connus bientôt du nord au sud de la France, accrurent rapidement la réputation de ses thermes, et en quelques années Boirot put assister à la résurrection de Néris.

Et pourtant que de simplicité encore dans les moyens dont il disposait!....Enfin, sa volonté inébranlable d'assurer l'avenir de sa chère station lui fit triompher de tous les obstacles et, en 1819, un projet d'établissement thermal était voté. En 1826 fut posée la première pierre par la Dauphine, et en 1837 le public y fut admis sous l'inspection de M. de Falvard-Montluc; l'aile gauche restée inachevée fut définitivement aménagée vers l'année 1853. Un peu plus tard, le petit établissement était construit, et malgré ses imperfections il venait offrir ses ressources aux déshérités de la fortune.

CHAPITRE II

Sources. — Caractères physiques et chimiques. — Analyses. — Conferves.

§ Ier. — SOURCES

Les sources ou *puits* sont au nombre de six; mais en réalité, il n'existe qu'une seule nappe d'eau minérale émergeant d'un sol granitique dont le mica, le quartz et le feldspath constituent l'essence première.

Cette nappe d'eau est donc captée dans six puits différents, occupant environ un espace de 15 mètres de long sur 6 mètres de large. Chacun d'eux a reçu un nom différent : Grand Puits, Puits de la Croix, Puits de César, Puits Carré, Puits Dunoyer, Puits Innominé. Ci-joint un petit croquis représentant exactement la position qu'ils occupent, les uns par rapport aux autres.

Cette multiplicité de sources n'implique pas la diversité de l'emploi. Le Puits de la Croix, dont les habitants du pays se servent chaque jour, soit qu'ils veuillent user de l'eau à sa température initiale, soit qu'ils la laissent se refroidir pour les usages domestiques, servait, il y a quelques années encore, de buvette. Le Grand Puits seul alimente aujourd'hui les deux établissements thermaux. Malheureusement enfoui sous le petit établissement, il n'est que très difficilement visible. Un couloir sombre le masque

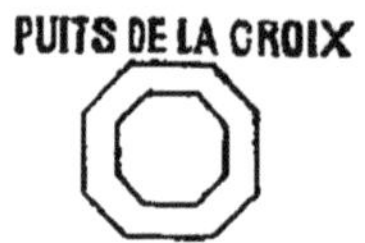

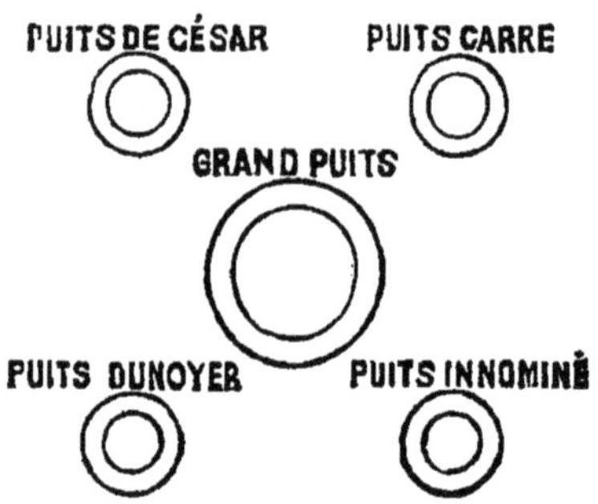

aux yeux, et c'est seulement après quelques minutes d'attente que l'on peut l'apercevoir bouillonnant avec une impétuosité rare, par-dessus la rampe en fer qui limite son ouverture (80 centimètres environ). C'est pour le malade comme pour le touriste un désenchantement et un regret, habitué qu'il est à voir et à admirer les sources et les griffons de la plupart des stations où il va quérir santé ou plaisir.

Quelques particularités intéressantes à noter ont été relevées par Philippe, en 1786, lequel nous raconte que, le 1er novembre 1757, une source nouvelle jaillit pour la première fois avec impétuosité. L'eau des autres puits et des bassins se troubla, sortit de ses limites pour n'y rentrer que huit jours après.

Boirot-Desserviers nous parle à son tour d'une source qui aurait paru le 10 novembre 1755 et nous raconte en ces termes le phénomène qui arriva, dit-il, vers onze heures du matin, lors du désastre de Lisbonne et de ceux arrivés à la même époque dans l'Amérique du Sud : « A la suite d'une explosion souterraine, jaillit aussitôt une colonne d'eau qui s'éleva à 3 ou 4 mètres de hauteur et se soutint pendant quelques secondes. Le volume des sources dans le bassin thermal fut prodigieusement augmenté; l'eau prit une couleur laiteuse. Les fondements du Puits César furent emportés et la source nouvelle se creusa à ses pieds un bassin plus vaste et plus profond. On chercha, dans les temps, à l'enclore, comme les trois autres, mais l'extrême chaleur fut sans doute la cause qui s'opposa à cette entreprise. Le curé Renaud, qui fut témoin de cet événement, prétend qu'il y eut semblable irruption en 1759, et qu'à dater de ces deux époques les eaux ont perdu plusieurs degrés de leur chaleur. Les déchirements qui se sont opérés dans les terres à la suite de ces grandes secousses ont pu donner passage à quelques sources froides qui se sont mêlées avec les sources thermales. C'est là le seul moyen, je crois, d'expliquer la disparition subite et notable de plusieurs degrés de calorique, s'il est vrai qu'il n'y ait pas eu d'erreur. »

Si nous consultons en outre les *Transactions philosophiques* de Londres, année 1755, tome 49, nous lisons qu'une agitation extraordinaire survint dans toutes les eaux minérales, sans même qu'il y eût sur terre une trace sensible de la révolution sous-terrestre, le même jour et à peu près à la même heure où de violentes secousses renversaient la capitale du Portugal.

Quant au *volume*, au débit de la source, si nous en croyons Nicolas (1567), il aurait été bien plus considérable autrefois qu'aujourd'hui.

D'après cet historien, l'eau était en si grande abondance qu'elle formait un ruisseau, « lequel, dit-il, entre dans les vallées profondes et tortueuses après avoir faict meuldre treize moulins, tournant tout court à senestre, à un quart de lieue au-dessoulz de Montluçon, se va desgorger dans le Cher. »

En 1766, Michel, dans un mémoire resté célèbre, écrivait que pendant les plus grandes sécheresses de l'été l'eau de Néris suffisait à faire marcher sept moulins.

Philippe à son tour, en 1786, maintient la même assertion.

Boirot-Desserviers, en 1822, indique le volume de la source et l'évalue à 30 pouces cubes environ.

En 1841, de Falvard l'estime à 965 mètres cubes en vingt-quatre heures. D'après de Laurès, dont les recherches sont si précises et si pleines d'un cachet d'honnêteté scientifique, ce débit serait de 1000 mètres cubes.

C'est également à ce chiffre que l'évalue Lefort dans l'analyse qu'il fit des eaux de Néris en 1857, analyse dont il déposa le rapport devant la Société d'Hydrologie médicale de Paris.

Enfin, en 1866, une dernière série de jaugeages fut faite par un ingénieur des Mines du département de l'Allier, M. de Gouvenain, qui porta cette évaluation à 1000 mètres *lorsque le niveau de l'émergence est très élevé ;* en faisant pressentir que *ce débit devait être augmenté de beaucoup, si l'on venait à baisser ce niveau.*

Ce qui nous porte à penser qu'à l'aide d'une puissante machine ce débit serait bien vite doublé. Du reste, il est facile de se rendre un compte exact du débit total, puisque, à l'aide de la machine actuelle, 800 mètres cubes sont répartis dans les bassins, les piscines et les baignoires, sans produire une baisse de niveau de plus de 1^m50. Tous comptes faits, le débit total est donc de 17 à 1,800 mètres cubes par vingt-quatre heures.

§ II. — CARACTÈRES PHYSIQUES — CONFERVES

Les eaux de Néris sont d'une limpidité et d'une transparence parfaites ; au toucher, elles sont douces, onctueuses même, ce qui tient évidemment à leur richesse en matière organique.

Leur saveur est peu prononcée, plutôt fade ; elle se rapproche notablement de celle de l'eau ordinaire. Bues chaudes, elles ne produisent aucune sensation désagréable à la gorge ; bues froides, elles diffèrent peu de l'eau de source.

Leur poids spécifique, au sortir des griffons, est à peu près celui de l'eau distillée ; descendue à une température tempérée ou refroidie, l'eau de Néris tend à se rapprocher, comme densité, de l'eau de rivière.

Quant à leur odeur, on peut dire qu'elle est nulle. Certains auteurs signalent cependant une vague odeur d'acide sulfhydrique qui se dégagerait de l'eau des piscines ou des baignoires. L'analyse de Lefort, déjà ancienne du reste, ne fait aucune mention de l'hydrogène sulfuré que pourraient contenir en dissolution les eaux qui nous occupent.

Leur température est de 52 degrés à 52°5 dans le Grand Puits; de 51 degrés à 51°5, dans le Puits de la Croix; de 43 degrés, 49 degrés et 51 degrés dans les divers autres puits. Ces différentes thermalités semblent n'avoir nullement varié depuis les dernières analyses qui ont été faites en 1852. Il est bon, toutefois, de signaler les appréciations diverses qui ont été données sur ces températures. En 1766, Michel aurait trouvé 78 degrés de chaleur au Grand Puits, tandis que Philippe, en 1786, n'en trouvait plus que 54 degrés. En 1822, Boirot-Desserviers notait 49 degrés; de Falvard-Montluc enregistrait 53°5, en 1851; enfin, de Laurès, Rotureau et Lefort trouvaient successivement 52°7, 53 degrés et 52°5. A coup sûr, ces différences ne peuvent provenir que des conditions variées dans lesquelles on a dû opérer. Actuellement tous les observateurs donnent au Grand Puits la température uniforme de 52 degrés à 52°5.

Les eaux de Néris présentent, à leur surface, un dégagement de gaz, azote et acide carbonique. Nous indiquons plus loin leurs proportions. L'eau du Grand Puits est incessamment traversée par une multitude de bulles gazeuses qui viennent crever à la surface; par leur abondance et leur continuité, ces bulles gazeuses produisent une sorte de bouillonnement, qu'on serait, au premier abord, tenté d'attribuer à l'ébullition de l'eau. Le dégagement de ces gaz n'est pas continu, au Puits de la Croix, mais seulement intermittent. L'azote y est accompagné d'une petite proportion d'oxygène, attribuée par quelques auteurs au contact de l'air atmosphérique que subirait cette source à une certaine profondeur. En un mot, les variations sont très minimes, et leur principal facteur semble trouver une raison majeure dans les modifications de la température extérieure et de la pression barométrique.

L'eau de Néris, librement exposée à l'air, tend-elle à s'altérer?

Des expériences nombreuses ont été faites sur ce sujet : en raison de la matière organique qu'elle tient en dissolution, l'eau de Néris s'altère assez vite. Mise en bouteilles mal fermées, elle garde sa limpidité; mais, d'après notre propre expérience, elle ne tarde pas à exhaler, au bout d'un mois environ, une forte odeur ammoniacale.

Renfermée, au contraire, dans des bouteilles ou cruchons hermétiquement clos, sa conservation peut être indéfinie. L'eau garde sa limpidité et conserve toutes ses propriétés physiques.

Enfin, n'oublions pas de mentionner, comme une des particularités les plus curieuses de Néris, les *conferves* ou *nérisine* (de Falvard). Ces plantes, dont la végétation sous-marine est si intéressante, frappent au plus haut point l'attention des baigneurs. Diversement appelées et différemment classées, les conferves ont été l'objet d'études toutes spéciales de la part de de Laurès et de Becquerel. Dans son ouvrage sur les eaux de Néris, de Laurès nous en donne une description complète et réellement scientifique. Nous rapporterons en quelques lignes les conclusions principales de son travail.

Nées et développées dans l'eau minérale, sous la triple action de la chaleur, de l'air et de la lumière, les conferves, que l'ancien inspecteur des eaux de Néris classe parmi les *confervoïdes* de la famille des *confervacées*, n'existent jamais dans les conduites souterraines qui servent à la distribution des eaux.

Elles présentent, au point de vue de leur structure intime, une analogie complète avec celles d'Evaux, et elles ne diffèrent de la matière organique de Bourbon-l'Archambault que par de légères modifications dans leur disposition et leur forme. En un mot, même origine et, à coup sûr, même raison d'être.

De Laurès, au livre duquel nous renvoyons pour une description plus approfondie, distingue trois sortes de conferves :

1° Celles des bassins chauds (42° à 48°);

2° Celles des bassins réfrigérants (45° à 20°);

3° Celles des étuves, piscines, cabinets de bains, etc. Elles présentent des caractères communs, mais elles diffèrent entre elles par des côtés assez marqués.

Rien n'est plus curieux pour l'étranger que cette flore sous-marine, étalant ses reflets à travers la masse d'eau thermale qui la produit. Tantôt d'un vert sombre, tantôt d'un coloris moins accentué, la conferve se retrouve dans les bassins chauds depuis le commencement de sa naissance jusqu'à son développement le plus complet. Çà et là, mais toujours avec ordre, ont été disposées, pour multiplier sa surface de production, de nombreuses rangées de pierres. Depuis la simple plaque émeraude, la pyramide plus ou moins régulière, jusqu'aux véritables arceaux qu'elle forme en se confondant avec ses voisines, elle fait l'admiration de tous les observateurs par la richesse de ses teintes, par ses dispositions infinies et enfin par la hauteur (60 cent. à 80 cent.) qu'elle acquiert parfois sous la seule influence de la température et de la lumière!

Produit végétal, masse gélatineuse, elle renferme un grand nombre de bulles gazeuses, d'une odeur très prononcée (celle des épinards cuits); d'une saveur presque nulle si elle est fraîche, et salée si elle est desséchée, la conferve est primitivement jaune-verdâtre, et devient successivement couleur vert émeraude, puis olivacée au fur à mesure de son développement. Soumise à l'action du soleil ou de l'étuve sèche, elle se réduit à une trame végétale des plus minces qui renaît, du moins en apparence, au seul contact de l'eau thermale. A l'air libre, elle subit une rapide décomposition et ne tarde pas à répandre une forte odeur d'hydrogène sulfuré.

Son système végétatif consiste dans des filaments opaques, des tubes ponctués et moniliformes.

Telle est, en quelques lignes, la conferve à l'état complet, c'est-à-dire celle qui se développe dans les bassins chauds.

Quant aux deux autres variétés, la première n'est plus qu'une membrane d'un beau vert, épaisse d'un millimètre environ, d'une teinte uniforme et formée d'un amas de granulations très ténues, juxtaposées et réunies; — la seconde, ou plutôt la dernière, devient tellement adhérente aux murs, aux cloisons qu'elle tapisse, qu'elle n'en peut être détachée que par le grattage. Ici, les filaments et les tubes sont flexueux et forment entre eux des anastomoses sans fin. Au chapitre suivant, nous donnerons la composition chimique des conferves.

§ III. — CARACTÈRES CHIMIQUES — ANALYSES

Les différents historiens ou médecins qui ont successivement analysé les eaux de Néris, depuis 1670, nous ont laissé les traces de leurs travaux, en rapport évidemment avec les connaissances chimiques du temps. Nous nous bornerons, par respect pour leur mémoire, à citer leurs noms : Duclos, en 1671; Michel, en 1766; Philippe, en 1786; plus tard, Mosnier, Vauquelin, Berthiers et Longchamps (1832) nous apportent le contingent de leurs études. Mais jusqu'ici la formule chimique manque absolument, et la constatation pure et simple des différents sels qui entrent dans les eaux de Néris ne saurait suffire. — Aussi, voyons-nous, quelques années plus tard, Robiquet, Bussy, Frémy et Lecomte, poursuivre ces études et dégager de l'inconnu, gaz et conferves, sans cependant préciser encore leurs réelles proportions et combinaisons.

C'est à Lefort (1858), chargé de l'analyse par la Société d'Hydrologie médicale de Paris, que revient l'honneur d'avoir nettement défini la composition chimique de nos Eaux.

Le travail de Lefort nous donne les résultats suivants, en ce qui concerne le Grand Puits et le Puits de la Croix :

Un litre d'eau thermale soumis à l'analyse nous fournit *en principes élémentaires* :

	Grand Puits.	Puits de la Croix.
	—	—
Oxygène	0	$1^{cc}1$
Azote	13^{cc}	$10^{cc}2$
Acide carbonique	0,3928	0,3908
— sulfurique	0,2196	0,2169
— chlorhydrique	0,1116	0,1112
— iodhydrique	traces	traces
— silicique	0,1121	0,1030
Soude	0,4395	0,4391
Potasse	0,0067	0,0065
Chaux	0,0566	0,0569
Magnésie	0,0017	0,0015
Oxyde de fer	0,0019	0,0018
Oxyde de manganèse	traces	traces
Matière organique azotée	traces	traces.
Poids du résidu salin à 180 degrés centigrades	1,1150	1,1118
Poids du résidu salin température ordinaire	1,1445	1,1245

Enfin, ce même litre d'eau minérale donne, au point de vue des combinaisons salines hypothétiques et anhydres, les proportions suivantes :

	Grand Puits.	Puits de la Croix.
	—	—
Température	52°	$51^{o}2$
Densité	1,0012	1,0012
Oxygène	0	$1^{cc}1$
Azote	13^{cc}	$10^{cc}2$
Acide carbonique libre	0,0490	0, 0393
Bicarbonate de soude	0,4169	0,4167
— de potasse	0,0129	0,0125
— de magnésie	0,0057	0,0057
— de chaux	0,1455	0,1463
— de fer	0,0042	0,0033
— de manganèse	traces	traces

	Grand Puits (Suite)	Puits de la Croix. (Suite)
Sulfate de soude	0,3896	0,3848
Chlorure de sodium	0,1788	0,1782
Iodure de sodium	traces	traces
Silice	0,1121	0,1030
Matière organique azotée	traces	traces
Poids des combinaisons salines anhydres trouvées par le calcul.	1,2657	1,2505
Poids des combinaisons salines trouvées par l'expérience (température au-dessus de 80 centigrades)	1,1445	1,1245

De ces deux analyses, il doit résulter la conclusion suivante, à savoir que l'origine des deux griffons doit être commune.

Il paraît tout d'abord assez étrange que l'eau de Néris puisse se prévaloir, en face de proportions salines aussi réduites, d'une thérapeutique spéciale et définie. La discussion de ce fait nous entraînerait trop loin. Nous renvoyons la question au chapitre de l'*Action physiologique des eaux de Néris*. Pour le moment, constatons que les 41 centigrades de bicarbonate de soude, les 39 centigrades de sulfate de soude et les 17 centigrades de chlorure de sodium qui constituent les éléments chimiques les plus importants de nos eaux (éléments auxquels on refuse en général une puissance quelconque en raison de leurs *petites proportions*), deviennent cependant des facteurs sérieux, si l'on se donne la peine de les multiplier par la quantité de litres qui composent un bain ordinaire. Pour ceux qui attachent une importance à la quantité chimique, la question a son intérêt.

Supposons un bain de 400 litres, comme on les donne généralement à Néris; un simple calcul de multiplication nous apportera les quantités suivantes :

Bicarbonate de soude	166 gr	76
Sulfate de soude.	155	84
Chlorure de sodium.	71	52
Soit un total de.	394	12

qui n'exclut pas les sels de chaux, de silice, etc., lesquels entrent pour une large part dans la composition chimique de nos eaux.

Relativement aux gaz contenus dans l'eau du Grand Puits, M. Lefort a noté les proportions suivantes pour chaque litre d'eau :

Azote	13 cc	
Acide carbonique libre.	0	049
Oxygène	0	000

Les proportions de gaz, au Puits de la Croix, sont un peu différentes :

Azote	10 cc	2
Acide carbonique libre.	0	0393
Oxygène.	1	1

L'analyse des gaz proprement dits a donné entre les mains de Lefort, après vingt-quatre expériences successives :

Pour le Grand Puits.......	Azote................	87,74
	Acide carbonique..	12,26
Pour le Puits de la Croix..	Azote................	88,17
	Acide carbonique..	11,07
	Oxygène............	0,76

L'analyse des *conferves,* entreprise par O. Henry, Leconte et Lefort, diffère suivant leur degré d'ancienneté. Sur 100 parties de conferves fraîches, elle donne pour 97,75 parties d'eau, 2,25 parties de matières solides (matières organiques et principes minéraux).

La conferve, débarrassée de son eau et chauffée à une température supérieure à 100 degrés, dégage des gaz, une matière huileuse, fétide, et laisse un résidu, constitué par une sorte de détritus noirâtre, qui donne, après combustion, 44 o/o d'une cendre rougeâtre.

Enfin, soumis à l'analyse, ce résidu contient sur 100 parties :

Carbonate de chaux	24,6839
Silice	22,3829
Carbonate de soude	3,4791
— de potasse	0,1905
— de magnésie	0,4151
Sulfate de chaux	2,5875
Oxyde de fer	2,1301
— de manganèse	0,0472
Chlorures de sodium } Iodures — }	traces très apparentes.
	55,9162
Matière organique	44,0838
	100,0000

Les gaz contenus dans les conferves ont donné :

Azote	60	sur 100.
Acide carbonique	6	
Oxygène	38	

Notons que Robinet et Lefort ont constaté une différence assez notable, au sujet de cet acide carbonique. Mais le fait est sans importance.

Deux ans plus tard, en 1859, Lefort découvrait à Néris le *fluorure de sodium*. M. de Gouvenain, reprenant les expériences et opérant sur un volume d'eau assez considérable, fixait la proportion de fluor à $0^{gr}0059$ par litre. Ce fait est d'une grande importance, quand on le rapproche de l'action spéciale des eaux de Néris sur les affections de la peau, les plaies, les ulcères, etc. On sait, en outre, que nos eaux attaquent le verre. Ce fait est connu.

Enfin, nous ne saurions douter que l'analyse spectrale, ou les flammes de Bunsen, n'apportent bientôt quelque élément chimique nouveau à ceux déjà connus. L'expérience est commencée à d'autres établissements thermaux, et M. Garrigou a démontré qu'en agissant sur des masses d'eau considérables ce n'était pas en vain.

Nos eaux, quant à présent, devront donc garder leur étiquette de *faiblement minéralisées* et d'*hyperthermales*. Nous ne les appellerons ni *amétalliques*, ce qui est un non-sens; ni *indifférentes*, comme les Allemands, car elles sont loin de l'être; mais jusqu'à nouvel ordre, nous les classerons, avec Durand-Fardel, dans la famille des *indéterminées;* ce qui exprime un fait vrai chimiquement, « puisqu'il est impossible de les rattacher à aucune des classes déterminées, et au point de vue thérapeutique, qu'il est impossible de déduire de leur constitution aucune application déterminéee; et pourtant, la spécialisation des eaux de cette classe est assez étendue, et très formelle ».

CHAPITRE III

Modes d'administration.

Les eaux de Néris s'administrent en *boissons, pulvérisations, bains, douches, vapeurs*. Les *conferves* constituent également un des moyens mis en usage, et sont alors utilisées comme topiques. Le *massage* y est pratiqué scientifiquement et employé journellement. Enfin, comme accessoires, sont disposés ici, comme dans la plupart des stations importantes, tous les appareils attenant à l'*hydrothérapie moderne*.

Avant d'entrer plus avant dans le détail de ces moyens, il convient de donner une description sommaire du Grand et du Petit Établissement.

§ Ier. — GRAND ÉTABLISSEMENT

Le Grand Établissement est situé entre la place des Thermes et le parc des Tilleuls, à 50 mètres environ de la source du Grand Puits qui l'alimente entièrement et fournit à tous ses besoins. C'est un vaste édifice mesurant 66 mètres de longueur sur 42 de largeur, dont la forme est monumentale et rappelle cette ampleur de lignes qui présidait, au commencement du siècle, aux créations architecturales. Si bien qu'en 1860 le Dr Rotureau, dans son traité des Eaux Minérales, ayant en vue à la fois l'édifice et les installations intérieures, put écrire : « Cette station thermale est représentée comme la plus complète, la mieux dirigée et la plus luxueusement installée de toutes celles qui existent aujourd'hui en Europe. »

Mais c'était en 1860... Il est possible que Rotureau ne tiendrait plus aujourd'hui le même langage.

Les autres stations, en effet, ont marché de l'avant, tandis que Néris se suffisant par elle-même et vivant surtout d'une clientèle toujours fidèle, n'a jamais eu le besoin du faste et du luxe qui s'étalent aujourd'hui sur tous les murs des stations nouvelles ou nouvellement reconstruites. Est-ce à dire que Néris, tombé du premier rang, ne suffise pas encore à l'exigence de ses baigneurs ?

Voyons plutôt et approchons :

Devant nous un péristyle, ayant vue sur la place publique, ou place des Thermes. Là, sont déposées avec soin les antiquités trouvées en fouillant l'ancien Néris : fûts de colonne, chapiteaux, statues, tronçons d'aqueducs, etc... Passons le petit pont ou passage ménagé entre les deux bassins d'eau minérale, entrons sous ce péristyle, et en face de nous se montre la buvette amenant l'eau du Grand Puits pour les besoins du baigneur. Tout à côté, une petite salle, peut-être trop restreinte, où plusieurs personnes peuvent cependant, à la fois, jouir des bienfaits de la pulvérisation ou douche pharyngienne, du gargarisme, des irrigations nasales, etc. Cette disposition est nouvelle et, d'après les essais tentés, nous ne doutons pas qu'avant peu l'eau de Néris, sortant de ses indications générales, ne s'applique admirablement aux affections catarrhales ou granuleuses des premières voies. En face, toujours près de la buvette, un cabinet destiné au service de l'*aquapuncture*, mise surtout en honneur par le Dr de Laurès dans le traitement des points névralgiques rebelles.

A gauche et à droite du péristyle qui les reçoit perpendiculairement à son axe, nous descendons dans les galeries : la galerie des dames, à droite, et la galeries des hommes, à gauche. C'est ici où sont disposées les baignoires, les douches de toute sorte, y compris la douche écossaise; en plus du côté des hommes, le traitement hydrothérapique.

Au milieu de ce vaste parallélogramme existe une cour intérieure, occupée par les étuves, les piscines chaudes et les piscines tempérées.

Au-dessous, formant un étage inférieur, sont installées une seconde série de baignoires, des douches simples et ascendantes, de vastes cabinets servant aux bains prolongés (en usage spécial à Néris).

Et enfin, au-dessus des galeries, un autre étage servant aux conduites d'eau et aux bâches nécessaires à la préparation des douches.

Telle est, en deux mots, la disposition intérieure des Thermes. — A l'opposé du péristyle, du côté nord, nous voyons la portion du rectangle où sont installés le salon de lecture, de conversation, la salle de concert et de théâtre, en un mot le Casino, donnant immédiatement sur la promenade des Tilleuls.

§ II. — PETIT ÉTABLISSEMENT

Situé en face du Grand Établissement, au milieu de la place des Thermes, il repose sur les sources mêmes; il est réservé aux indigents qui fréquentent l'hospice et aux malades de la classe peu aisée qui viennent à Néris faire une cure thermale. Deux piscines tempérées, deux piscines chaudes, deux cabines pour bains, deux étuves, douches chaudes, douches écossaises, douches de vapeur, et appareils pour bains d'encaissement, voilà tout ce qu'il renferme au point de vue hydriatique. C'est assurément peu, insuffisant, incommode, vu les 6 ou 700 indigents hospitalisés qui le fréquentent chaque année, et le nombre de personnes peu aisées qui voudraient y prendre leur cure. On parle fort de le renverser et d'en construire un autre, plus en rapport avec les besoins actuels, ce qui dégagerait la place des Thermes et permettrait aux sources enfouies sous le dallage de voir enfin le jour.

§ III. — HOPITAL

Nous ne serions pas complet si nous ne disions un mot de l'hospice thermal, lequel n'a pas peu contribué à donner à Néris son renom, en offrant aux indigents la possibilité d'un traitement peut-être peu confortable, mais au moins complet.

Bâti en 1724 par Mme Marie-Élisabeth de Favière, veuve de Philibert de la Faulconnière, il est administré par une Commission dont le maire est président de droit.

Les indigents du pays y ont droit avec des billets appelés BILLETS DE FONDATION ; les malades venant de l'Allier ou des départements voisins y sont également reçus, sur la présentation de leurs préfets ou de leurs maires, moyennant la pension de 35 francs pour les frais de leur cure.

Pour être admis, le malade doit apporter un certificat d'indigence et un certificat du médecin.

§ IV. — BASSINS RÉFRIGÉRANTS

Jadis, le défaut de réfrigération constituait pour les bains un obstacle des plus sérieux. C'était là une grande entrave au traitement thermal.

« L'eau chaude, dit de Laurès, exposée en plein air dans des réservoirs trop petits, n'atteignait jamais pendant les grandes chaleurs de l'été un abaissement de température qui permît de faire les *mélanges* aux degrés prescrits par les médecins. Le mode de réfrigération, à l'aide d'un double serpentin où l'eau chaude et l'eau froide coulaient en sens inverse, ne donnait pas non plus les résultats attendus. »

C'est alors qu'en 1856, après une série de démarches et d'enquêtes, M. de Laurès parvint à convaincre l'administration de ce besoin si urgent pour Néris. Quelque temps plus tard, s'élevait en effet le bâtiment que nous voyons aujourd'hui, contenant la machine à vapeur, les pompes élévatoires, une buanderie, un séchoir, et se construisaient quatre grands bassins devant contenir toute l'eau minérale que la source peut déverser en vingt-quatre heures.

L'eau y est amenée par la machine élévatoire qui puise par un tuyau spécial l'eau à la source même. De là, des conduites nombreuses l'amènent, froide, chaude ou tempérée, dans chacun des deux établissements.

Tel est le système de réfrigération adopté à Néris. Il serait complet s'il était pourvu d'une couverture quelconque de zinc, de briques ou de paille, pouvant isoler les bassins des rayons solaires, ce qui permettrait le refroidissement plus facile de l'eau pendant la période des chaleurs.

EAU MINÉRALE EN BOISSON

Buvette. — Il existait, il y a peu d'années, dans les deux galeries du Grand Établissement, un robinet destiné aux buveurs, mais ceux-ci se rendaient de préférence au Puits de la Croix, derrière le Petit Établissement où la température de l'eau marquait 51° degrés environ. A l'heure présente, ces trois buvettes sont remplacées par un robinet situé à gauche en entrant, sous le péristyle du Grand Établissement.

L'eau en boisson est du reste peu utilisée : à tort selon nous, car nous avons pu nous convaincre de son efficacité dans certains cas de dyspepsies gastro-intestinales ou gastralgies, à forme arthritique ou nerveuse. Nous la conseillons soit avant le bain, soit après, et surtout après, chez les rhumatisants, dans le but de faciliter la poussée à la peau. La dose doit varier d'un demi-verre à trois ou quatre verres par jour, suffisamment espacés.

Bien que sa faible minéralisation soit notoire et

fort mal comprise du public, il ne s'ensuit pas que l'on peut indifféremment, sans consulter son médecin, boire chaque jour un verre d'eau minérale; à plus forte raison serait-il dangereux d'ingurgiter plusieurs verres d'eau coup sur coup; on a signalé, à la suite de cette intempérance, nombreux cas de diarrhée et même d'hémorrhagie intestinale.

Cette eau est bue généralement pure; on pourrait, comme Boirot, la faire associer à certains sirops pour l'édulcorer; mais la plupart des baigneurs la prennent telle qu'elle sort de la source, et bien que fort chaude, elle présente ce fait particulier qu'elle n'écœure nullement. Refroidie, elle sert aux usages domestiques et beaucoup de Nérisiens s'en servent journellement. Conservée dans un verre ou dans des carafes de verre, elle marque la présence de son fluor en attaquant le vase qui la renferme.

EAU EN GARGARISME, PULVÉRISATION, ETC...

Tout à côté de la buvette, se trouve une petite salle nouvellement disposée pour donner le gargarisme et les pulvérisations.

A la haute température où se trouve l'eau thermale, il est prouvé, *et c'est l'avis de De Laurès,* qu'elle produit une congestion particulière de la muqueuse pharyngée, irritation bienfaisante qui amène rapidement la résolution des inflammations chroniques de la gorge, et des fosses nasales liées surtout à l'état arthritique.

Cette même action est aussi manifeste, que l'eau soit employée en gargarisme, en douches pharyngiennes ou même en simple irrigation dans les fosses nasales. Il y a donc là une indication non spéciale et de premier ordre, mais secondaire, assez importante pour qu'elle soit prise en considération.

BALNÉATION

Bains. — C'est réellement là la partie la plus connue et la plus essentielle de la cure thermale à Néris. Le bain se prend soit dans les baignoires, soit dans les piscines, suivant les indications formulées par le médecin consultant.

Au Grand Établissement, on compte soixante-douze baignoires, dont cinquante-six en marbre noir contiennent environ 500 litres de liquide; douze autres en pierre de granit dans l'étage inférieur, côté des hommes (*prix réduit*) et enfin quatre immenses cuves plus spacieuses et pourvues d'un hamac servant aux bains prolongés (côté des dames).

L'eau chaude en sortant du Grand Puits est reçue dans une conduite qui la distribue dans les différents réservoirs et dans chaque baignoire, et l'eau refroidie arrive des bassins réfrigérants à une température donnée, pour servir aux différents mélanges et aux températures diverses que nécessite le traitement. Une clef spéciale à chaque conduite se trouve entre les mains de l'employé qui assume ainsi toute la responsabilité de la température du bain. Ici, en effet, la température est l'objet d'une attention spéciale de la part du médecin. Dans une station où le bain constitue la portion la plus essentielle du traitement, et où l'on traite surtout des nerveux et des rhumatisants, c'est-à-dire des affections où la température joue un si grand rôle, l'importance de ce fait est indiscutable.

Un thermomètre dans chaque cabine et flottant constamment dans le bain assure le malade contre l'irréflexion ou le manque d'attention du préposé. C'est sa sauvegarde et celle du médecin.

Le bain se prend de quatre heures et demie du matin à dix heures et demie; de deux heures à six heures et demie; la journée est administrativement divisée en séries qui donnent au baigneur une heure et quart environ pour prendre son bain et procéder à sa toilette.

La température du bain varie, avons-nous dit; nous avons expliqué pourquoi. D'une manière générale elle oscille de 30 à 40 degrés centigrades.

Le bain simple, ordinaire, peut durer de dix minutes à une heure. Ici encore c'est le fait de l'observation clinique qui doit présider à la durée du bain. Le bain prolongé qui, d'ordinaire, se donne dans des piscines particulières, peut varier de deux heures à sept ou huit heures. Dans les névroses et les dermatoses, il est, comme à Loëche, du reste, un des traitements les plus employés. Sa température est également soumise à la prescription du médecin.

Quant aux piscines, elles sont au nombre de quatre : deux pour les hommes et deux pour les dames, ou pour mieux dire, deux piscines chaudes et deux piscines tempérées. La température y est soumise à une heureuse réglementation et s'accommode ainsi aux besoins des malades. Les piscines chaudes marquent le matin 36 à 37 degrés et le soir 42 degrés environ; les piscines tempérées portent 34 à 34°5 pour le matin et, pour le soir, 32 degrés seulement.

Ainsi les malades peuvent choisir l'heure de leur bain, mais ils ne peuvent sans danger en prolonger la durée, à moins d'indication formelle.

Dans ces piscines, l'eau se renouvelle en quantité suffisante pour que la propreté la plus stricte soit assurée. Inutile d'insister ici sur la portée de ces bains de piscine, où la natation, la gymnastique respiratoire et musculaire jouent un si grand rôle; on sait, en effet, que dans les affections articulaires, et dans une foule d'états diathésiques cette action du bain de piscine est remarquable; l'exercice auquel on s'y livre « multiplie singulièrement l'action de l'eau », dit Durand-Fardel... C'est là le bain idéal, une sorte de bain à eau courante dont les effets sont surtout marqués dans les névroses.

DOUCHES

Les douches, qui occupent dans la médication nérisienne une place si importante, s'administrent dans le cabinet où se prennent les bains. Un système de bâches contenant environ cinq cents litres d'eau, dont la température est donnée par un mélangeur, conduit la douche par un long tuyau en caoutchouc muni de divers embouts en cuivre, suivant les indications, et est administrée sitôt après le bain et à la température indiquée. Ce mode présente évidemment beaucoup d'avantages, mais offre aussi l'inconvénient de ne pouvoir se prêter à toutes les nécessités de la thérapeutique hydriatique. Dans ce cas, les malades sont conduits dans un cabinet isolé où la douche est administrée séparément.

A l'aide d'ajutages particuliers, pomme d'arrosoir, demi-pomme, embouts coniques percés de trous variant en nombre et en grosseur, jusqu'à la capillarité, la douche s'administre en jet ou en pluie, soi directement soit à travers une couche liquide de 5 à 10 centimètres *(douches ondulatoires du Dr Mascarel)* et se donne alors générale ou locale d'après les indications. Il arrive qu'en certains cas nous donnerons la douche avant le bain ; mais, d'une façon générale, elle se prend après le bain et dure de cinq à quinze minutes. Son action est stimulante et, *suivant l'ajutage,* s'applique aussi bien aux douleurs rhumatismales articulaires ou musculaires, aux névralgies rebelles, même irritables, qu'aux accidents inflammatoires douloureux siégeant à la région épigastrique ou hypogastrique. Tout dépend du mode et du moyen employé.

Viennent ensuite les douches spéciales : douche ascendante et vaginale, et la douche par aquapuncture. *La douche ascendante,* peu employée à Néris, mériterait cependant de l'être davantage. Indiquée dans les différentes formes de métrite chronique avec parésie intestinale, indiquée également dans le ténesme rectal, la diarrhée, la dyssenterie, les troubles hémorroïdaux, elle trouverait certainement son application fréquente, et, si dans certaines stations *(j'ai nommé Saint-Sauveur, Cauterets)*, la douche ascendante produit de si beaux effets, c'est qu'elle est conseillée, ordonnée, comprise enfin. Les résultats à l'appui de ce que j'avance ne manquent pas. A Néris, les douches ascendantes ne sont guère suivies que par les dames ; et, si la crainte en retient quelques-unes, c'est à l'infériorité de l'installation qu'il faut l'attribuer et non aux dangers auxquels certaines gens prétendent être exposés.

La douche ascendante peut être *anale, rectale,* ou *intestinale.* Dans le premier cas, l'extrémité inférieure de l'intestin est seule stimulée, et l'on peut ainsi porter remède aux constipations rebelles anciennes, aux congestions hémorrhoïdaires et enfin aux engorgements de la prostate. Cette dernière indication et l'action salutaire de la douche anale est bien connue de tous les hydrologues.

Elle peut également être *rectale* ou *intestinale:* le gros intestin se remplit alors d'eau minérale, soit par un jet continu, soit par un jet interrompu. La sensation de *plénitude* que l'on ressent donne au malade la mesure de la douche. Celle-ci, poussée à un degré de plus, devient intestinale et va remplir les côlons. C'est la vraie douche ascendante de notre ami, le Dr Caulet.

Les nerveux supportent admirablement ce genre de douches qui, en dehors des lésions locales, retentissent sur leur organisme d'une façon presque toujours heureuse. Dans chaque galerie, étage inférieur, se trouvent les salles destinées à ce genre de douches.

Les *douches vaginales* à Néris, disposées dans des cabinets de bain, sont de deux ordres : tantôt une simple irrigation sous le bain donnée avec un injecteur ordinaire que la malade manœuvre à son gré, tantôt une véritable douche, administrée à l'aide d'ajutages particuliers, également à la disposition de la personne, mais sous la surveillance d'une employée. Des embouts olivaires, troués et suffisamment larges pour déplisser la muqueuse et maintenir le vagin dilaté, servent à cette opération. La force de projection et la durée sont réglées par le médecin et, grâce au robinet qui commande la douche, la malade peut, à son gré, ralentir, interrompre ou continuer. Prise de la sorte, cette douche utérine ne peut qu'être avantageuse; ses effets résolutifs sont indiscutables; et, à part quelques susceptibilités spéciales de l'utérus ou quelques affections récentes, on peut dire que, 99 fois sur 100, elles sont bien supportées. De Laurès affirme n'avoir constaté que quatre fois seulement, dans l'espace de dix-neuf années, certains troubles graves survenus subitement, sans cause appréciable. En un mot, toutes les fois qu'il y a doute sur l'excitabilité ou l'impressionnabilité du système utérin, il vaut mieux se servir du bain local simple avec un spéculum spécial, ou n'employer que le système d'irrigation dont nous avons parlé plus haut.

La durée varie de 15 à 20 minutes. Quand elle est bien supportée et surtout au bout de quelques jours, il convient de la prolonger durant toute la durée du bain en recommandant un jet bien réglé et bien modéré. Dans les cas de col hypertrophié, mollasse, insensible, la température qui est d'ordinaire de 34 degrés peut être élevée de quelques degrés, et, par suite, à l'effet calmant est substitué un effet tonique et généralement résolutif. C'est alors que s'observent les dégorgements du col utérin et ces phénomènes si particuliers que le Dr Caulet appelle *hydrorrhée*, et qu'il a si bien décrits et définis.

Une douche *révulsive par excellence* consacrée surtout par de Laurès, c'est la douche d'*aquapuncture*. Cette douche, disposée pour une pression considérable, développe un ou plusieurs jets liquides excessivement ténus, capillaires plutôt et d'une telle force qu'il se produit immédiatement sur la peau une rougeur intense, quelquefois une véritable vésication. L'effet est variable suivant le nombre de jets mis en activité, suivant aussi le mode de percussion adopté, interruption ou continuité. Elle est employée avec beaucoup de succès dans les névralgies anciennes, d'autant plus tenaces qu'elles sont localisées (*telles que la névralgie intercostale, sciatique, faciale*), dans les paralysies infantiles, rhumatismales, et enfin dans quelques cas de contracture hystérique où son action se manifeste pleinement dans ces troubles si bizarres de la motilité.

ÉTUVES — BAINS D'ENCAISSEMENT — DOUCHES DE VAPEUR

L'emploi des vapeurs à Néris découle tout naturellement de la thermalité des eaux. Elles sont administrées sous forme de *bain d'étuve, de bain de vapeur ou d'encaissement* général ou partiel, ou sous forme de *douche de vapeur*.

Les *étuves* reposent sur un bassin d'eau thermale dont elles ne sont séparées que par un mince dallage.

Une antichambre (34 à 36 degrés), servant de pièce intermédiaire à l'air extérieur et à l'étuve (40, 44 degrés) est réservée au baigneur. Un lit y est disposé pour le massage; dans la même pièce, il existe une douche, froide ou chaude à volonté. De là on pénètre dans l'étuve où les malades séjournent de dix à quinze minutes assis sur des gradins.

Après le bain d'étuve, le patient est soumis au massage. Des frictions superficielles et profondes, le pétrissage du corps en un mot, effectué à sec ou sous la douche, constitue alors un des moyens les plus énergiques pour accélérer la circulation et rétablir les fonctions de la peau, chez les rhumatisants et les névropathes, si souvent anémiés. Le massage peut être général ou local et, alors, ses pratiques sont variées à l'infini, suivant qu'il s'adresse à tel sujet et à telle maladie.

Le *bain d'encaissement* diffère du bain d'étuve en ce que le corps seul est plongé dans un appareil en fer au milieu duquel se trouve un sommier, tandis que la tête respire la température de la salle qui est ordinairement assez modérée. La vapeur y est distribuée suivant certaines conditions et la température peut être maintenue depuis la chaleur la plus douce jusqu'aux limites extrêmes qu'on puisse supporter. « Il s'établit là une sueur *abondante prolongée,* plus *importante* peut-être, plus *dépurative* à coup sûr, selon l'expression de de Laurès, que celle dont l'excrétion se fait presque tout d'un coup, à l'aide d'une haute température, comme dans les étuves sèches. »

Pour les malades qui ne veulent ou ne peuvent être étendus, d'autres appareils existent où le sommier est remplacé par le tabouret.

Voilà pour les bains d'encaissement généraux.

Pour être complet, signalons les bains d'*encaissements partiels* où la partie malade (*jambe, bras*) est seule soumise à l'action de la vapeur.

Je ne saurais insister ici sur le nombre des indications qui relèvent de cette thérapeutique ; je mentionne seulement les bons effets que l'on en retire dans les douleurs rhumatismales, les affections articulaires, les rétractions tendineuses, et surtout les affections prurigineuses, lichénoïdes de la peau. Une des contre-indications formelles des bains de vapeur réside dans les congestions actives périodiques, maladies de poitrine, affections des vaisseaux ou cardiopathies.

Une des applications les plus intéressantes de la vapeur à Néris consiste dans la *douche de vapeur*. Celle-ci peut se donner en même temps que le bain de vapeur, ou bien s'administrer séparément. Un écran protecteur isole le malade qui peut, s'il le désire, se couvrir la tête d'un linge mouillé, et la douche est dirigée suivant une température réglée et une force de projection indiquée par le médecin. Son application se limite aux cas de névralgies rebelles ou de paralysies rhumatismales.

APPLICATION DE CONFERVES

Pendant de longues années, l'application des conferves, comme topique, était journalière, son action s'étendait à toutes les maladies, et peu s'en fallait qu'on prétendît qu'elle guérissait tous les maux....

A cet engouement, absolument compréhensible en face de cette étonnante végétation, mais peu scientifique, a succédé naturellement un dédain général qui caractérise notre époque. Est-ce à dire que cette vogue et ce dédain soient justifiés ? Non, assurément; le présent *réactionne*, si je puis dire, contre le passé, et voilà tout.

Appelons plutôt l'expérience à notre aide et voyons comment de Laurès, qui avait si bien étudié la conferve, envisageait cette importante question.

Après une observation attentive des phénomènes qui pouvaient servir à déterminer leur mode d'action, il est arrivé à préciser, autant que possible, les propriétés intrinsèques des conferves, qu'on avait fait tour à tour émollientes, calmantes, résolutives et stimulantes.

Pour lui, leur action intime serait double : *modification du tissu de la peau, et action profonde, par l'intermédiaire du tissu cutané sur les organes ;* de là ressortent deux applications : maladies de la peau et affections d'ordre névralgique ou rhumatismal.

Pratiquées en cataplasmes ou en frictions dans les maladies de la peau, urticaire chronique, prurigo, eczéma, lichen, elles ont amené des résultats inespérés.

De Laurès nous cite certains cas « qui avaient résisté à des médications énergiques et variées » et avaient été notablement améliorés par le traitement thermal combiné, bains, douches et applications de conferves. Celles-ci, appliquées en frictions sur la peau malade pendant une durée de quinze à vingt-cinq minutes et vingt à trente jours de suite, produisaient « une sensation de picotement, quelquefois de cuisson, dans les plaques ortiées et dans les points où la peau était le siège de papules et d'exfoliations; mais cette sensation se calmait vite par le séjour dans le bain. »

Dans l'eczéma (*forme aiguë*), les phénomènes d'excitation sont tels que l'emploi doit en être suspendu. Dans l'eczéma *subaigu*, il se produit chaleur et rougeur, quelquefois un léger travail inflammatoire, inutile et dangereux dans certaines affections, utile au contraire pour la régression de certains acnés ou éruptions sèches récidivantes. C'était, du reste, l'opinion de Boirot-Desserviers qui, parlant des bains de conferves à Néris, leur accordait une activité *étonnante* sur le système dermoïde.

Dans les affections articulaires ou d'ordre musculaire, nous signalerons les études de de Laurès, consacrées par un mémoire présenté sur ce sujet à l'Académie de Médecine et couronné par celle-ci.

Les faits signalés se rapportent aux hydarthroses, tumeurs blanches, gonflements péri-articulaires, contractures rapidement améliorées par les applications de conferves. Ces faits peut-être moins généralisés sont cependant admis par la plupart de nos confrères.

Enfin, on a encore appliqué la plante dans certains cas de névralgies, plantaire, faciale, sciatique. Mais ici la part qu'elles ont apportée au soulagement devient très problématique, en présence des nombreux adjuvants employés pour la cure.

Mode d'administration des conferves. — Étant données les modifications signalées dans l'analyse des conferves, au point de vue des différences notables qui existent dans la conferve fraîche, et celle qui ne l'est plus, il s'ensuit qu'au point de vue thérapeutique, l'on doit se servir exclusivement des conferves, récemment extraites des bassins.

Le mode d'emploi est, en dehors du cataplasme dont l'application est souvent difficile, la friction ou le bain local de conferves.

La friction est faite avec la main. C'est en même temps un massage : on opère, soit dans le bain, soit après le bain, en ayant soin de continuer ces frictions, jusqu'à ce que la plante se désagrège entièrement sous l'effort de la main.

Le bain local se donne surtout pour les extrémités et doit se composer absolument d'un magma de conferves. Le Dr de Ranse signale, entre autres, un fait bien remarquable de guérison survenu chez une jeune fille, dont les ongles avaient subi des modifications bizarres dans leur texture, mofications qui avaient résisté à toute intervention médicale.

Mode d'action. — A quoi doit-on attribuer l'effet produit localement par les conferves? A la plante ou à l'eau thermale qu'elle contient?

A cette double question, nous répondrons que jusqu'ici nos moyens d'investigation ne nous ont pas permis de trouver une solution absolument nette de critiques; on sait bien que la conferve renferme de l'iode, et que cet iode s'y trouve intimement lié à sa trame organique, comme l'iode de la mer se retrouve dans les végétaux marins; qu'elle contient en outre des cristaux, etc.; mais nous croyons, jusqu'à de nouvelles preuves, que l'eau minérale (92 pour 100) joue ici le plus grand rôle, réservant une part secondaire à la plante elle-même et à ses principes, iode, cristaux de chaux, etc., et attribuant à la friction et au massage la plus large part dans les effets obtenus.

Dans tous les cas, que ce soit d'une façon ou d'une autre, nous estimons que nous avons là un adjuvant utile, qu'on ne saurait mépriser, et qui constitue une ressource de plus, permettant de localiser l'action de l'eau en la rendant ainsi plus énergique et plus pénétrante. L'observation clinique en fait foi.

Résumons donc et tirons la conclusion suivante, du reste adoptée par notre honoré confrère et ami, le Dr de Ranse, à savoir que :

1° L'action émolliente et calmante proprement dite n'a pas été observée;

2° Que, bien au contraire, c'est l'action stimulante à des degrés divers qui s'est manifestée, action stimulante touchant de bien près à une action résolutive manifeste.

En présence de tous ces faits, il nous reste évidemment un désir à formuler : c'est celui de voir la culture des conferves plus favorisée et moins livrée au hasard, et celui également sincère de voir nos confrères plus disposés à l'expérimentation vraiment scientifique et raisonnée de nos conferves.

MOYENS HYDROTHÉRAPIQUES — MASSAGE — ÉLECTRICITÉ

L'importance qu'a prise de nos jours l'hydrothérapie explique pourquoi depuis quelques années les grands établissements balnéaires ont aménagé, à côté de la médication hydrothermale, toutes les ressources aujourd'hui connues de la méthode hydrothérapique. On ne saurait en effet lui refuser des effets indiscutables sur l'organisme malade. Mais il convient de ne pas oublier que son application doit être restreinte et que toujours la médication thermale devra tenir et garder la première place. L'action de l'hydrothérapie se borne en effet ici à une action tonique reconstituante, la médication thermale au contraire faisant les frais des actions résolutives ou sédatives. C'est du reste l'opinion de Durand-Fardel, opinion qu'il exprime ainsi : « Il faut avoir présent à l'esprit que le mode d'action de l'hydrothérapie est tout à fait distinct de celui d'un traitement thermal quelconque ; que ce sont là deux méthodes particulières, bien qu'elles puissent dans certains cas être appropriées à des conditions identiques ; que l'organisme ne se prête pas volontiers à des actions simultanées, alors qu'elles sont aussi différentes, sinon contraires ; enfin que l'intervention de l'hydrothérapie, concurremment avec un traitement thermal, doit toujours être discrète et soumise à la condition d'agir dans un sens identique et d'éviter toute action perturbatrice. »

Telle est la formule précise qui doit guider le médecin dans l'adaptation à son client de la méthode hydrothérapique. Ainsi dirigée, l'hydrothérapie sera non plus un danger, mais une condition seconde de succès.

Néris compte, à côté de la médication thermale proprement dite, une installation hydrothérapique complète, comprenant les différentes douches, *douche froide* à lance ou à jet, douche en arrosoir, douche en cercle, *bains de siège* à eau courante, et enfin *douche écossaise.*

La douche en cercle, par exemple, trop souvent négligée, est un moyen puissant pour tonifier et reconstituer un névropathe affaibli; l'eau sortant avec force de cette multitude de trous frappe la peau dans tous ses points et l'impressionne vigoureusement. Une douche descendante et ascendante pelvienne complète l'appareil. Le tout peut fonctionner ensemble ou successivement. Les douches périnéales surtout sont fréquemment employées à Néris dans la spermatorrhée, si fréquente chez les névrotiques et les nerveux.

Enfin et surtout la douche écossaise, dont chaque galerie est pourvue. Son utilité, incontestée aujourd'hui, rend de tels services que son emploi est presque quotidien, concomitamment avec les principaux agents de l'hydriatique nérisienne.

Un seul desideratum, mais un grand, très grand même, c'est qu'il manque à cette hydrothérapie un élément primordial, l'eau froide. Celle-ci manque en effet, et il faut se résigner jusqu'à nouvel ordre et attendre (ce qui ne saurait tarder, d'après les conditions du cahier des charges imposé à M. le concessionnaire qui, du reste, en comprend toute l'importance); il faut se résigner, dis-je, à user d'une eau, qui pendant les jours de grande chaleur descend difficilement à la température de 20 degrés centigrades.

Comme complément forcé et comme dernier adjuvant, citons le *massage* pratiqué à Néris par des hommes et des femmes spécialement dressés à ce service.

Pour notre part, nous croyons pleinement à la puissance de ce moyen d'action, que nous ordonnons avec succès, non-seulement dans les affections rhumatismales localisées, nouvelles ou anciennes, dans lesquelles le jeu de l'article est compromis, mais aussi dans une foule d'états nerveux, hybrides pathologiques mal définis, où domine l'inertie de tous les systèmes. Il est pratiqué soit localement, soit sur le corps, au bain, sous la douche, ou à domicile, suivant les cas.

Nous ne dirons qu'un mot de l'*électricité*, peu employée à Néris ; à tort, selon nous, et sans entrer ici dans les indications et contre-indications de l'électrisation, concurremment avec l'emploi des eaux minérales, nous pensons, étant donnée la clientèle de Néris, qu'on pourrait tirer le plus grand avantage des divers moyens électro-thérapiques connus de nos jours, dans le traitement de certaines paralysies ou perversions de la sensibilité, en combinant toutefois et avec prudence son usage et ses effets perturbateurs avec l'eau thermale.

Telles sont les diverses méthodes et les différents moyens qui peuvent, à Néris, constituer la cure thermale.

CHAPITRE IV

Action physiologique.

Jadis on disait que tout bain d'eau minérale naturelle agissait de deux façons :

1° En faisant entrer dans l'économie les principes médicamenteux qu'il contenait;

2° En agissant sur le système périphérique ou système de la peau, par une sorte d'excitation.

De ces deux affirmations, la première n'a guère plus de défenseurs... et, bien qu'en certains points de sa surface, la peau présente des muqueuses ou des éraillures épidermiques, on ne peut aujourd'hui raisonnablement admettre cette fameuse *absorption* dont on a tant parlé il y a quelques années, et dont le Dr Oré a fait justice d'une façon si complète et si scientifique. Une seule raison, du reste, pour ne pas l'admettre, c'est que l'action thérapeutique des eaux minérales n'est nullement en rapport avec la quantité des principes médicamenteux contenus dans leur substance.

Mais, avant d'entrer dans l'explication de cette

action physiologique, si à l'ordre du jour de nos Sociétés savantes, il convient d'examiner avec soin les différents phénomènes qui se présentent à Néris, suivant les modes d'administration.

§ Ier. — PHÉNOMÈNES PHYSIOLOGIQUES OBSERVÉS

A. *Boisson.* — A la dose moyenne employée pour la boisson, soit avant le bain, soit après, dans les conditions indiquées plus haut, l'eau de Néris est généralement peu digestive; première raison pour ne l'indiquer que dans certains cas bien déterminés. Elle semble, en outre, peu diurétique. Cependant, on ne saurait méconnaître qu'employée modérément et avec méthode, elle peut être comparée pour l'estomac à une espèce de bain local; mais que, bue sans mesure, elle produit de violents troubles intestinaux, diarrhée, dyssenterie, etc.. ; on ne peut donc dire qu'elle soit ndifférente.

B. *Bains.* — C'est vraiment ici qu'il faut chercher la base du traitement hydro-minéral de Néris; car, sans préjuger des autres moyens qui ont leur valeur intrinsèque et apportent leur contingent, le bain constitue quelquefois à lui seul la médication toute entière; aussi, examinerons-nous avec beaucoup de soin les phénomènes physiologiques que l'observation nous a révélés. Et d'abord, suivant la température de l'eau, l'action est toute différente.

Pour notre éminent collègue, M. le Dr Durand-Fardel, le *bain chaud*, variant de 35 à 40 degrés, est stimulant, excitant au plus haut point des fonctions de la peau; le *bain frais*, marquant environ

28 à 30 degrés, est essentiellement sédatif. Quant au *bain tempéré,* qui varierait de 30 à 35 degrés, son action serait indifférente.

Cette distinction peut être en principe absolument exacte; mais, en pratique thermale, on ne saurait lui donner une exactitude aussi rigoureuse. On voit tous les jours un bain tempéré paraître à tel malade beaucoup trop chaud et être mal supporté; pour tel autre, le bain frais sera froid, et le bain tempéré lui-même sera jugé bien au-dessous de sa température réelle. Il faut donc tenir un grand compte des individualités et non des températures. D'une façon générale, à Néris, le bain est chaud de 35 à 40 degrés, et tempéré de 32 à 35 degrés. Ces deux moyennes sont assez bien supportées par les malades et conviennent à la majorité des cas. La stimulation nécessaire aux rhumatisants et la sédation qui convient aux nerveux trouvent ainsi leurs applications.

Le bain tempéré est donc sédatif, le bain chaud stimulant.

« Les bains tempérés, nous dit de Laurès, avec toute sa connaissance des eaux de Néris, amènent rapidement un sentiment de fatigue générale, coïncidant avec un abaissement assez sensible de la circulation. Pendant les premiers moments de l'immersion dans l'eau, il se manifeste de la gêne dans la respiration, de l'accélération momentanée dans les mouvements du cœur....., une soif plus ou moins vive se développe ordinairement après le bain, ainsi qu'une tendance au sommeil contre laquelle beaucoup de malades ont peine à lutter. Par suite de l'impression produite sur la peau et du changement de milieu, la secrétion urinaire s'active aussi, et une urine claire et assez abondante est rendue immédiatement. » Au sujet de l'urine émise, de Laurès et d'autres avant lui, Richond des Brus, de Falvart Montluc, avaient apporté le résultat de leurs expériences. Celles-ci, surtout celles de de Laurès qui semblent avoir eu pour acteurs un très grand nombre de sujets, ne sont point cependant entièrement affirmatives, et lui-même, dans son ouvrage sur les eaux de Néris, avoue que *l'alcalinisation et la densité des urines à la suite des bains* restent encore un problème : « Les résultats d'un grand nombre d'expériences, dit-il, me font incliner vers l'opinion déjà émise que l'alcalinisation des urines dans le bain ne dépend pas des bases alcalines qu'il contient en dissolution, mais bien des modifications apportées à la circulation, à la respiration, etc., qui rendent plus active la combustion des matériaux hydrocarbonés et azotés, et déterminent temporairement la prédominance accidentelle des carbonates alcalins dans l'urine. » A l'heure présente, cette difficulté n'est pas encore tranchée.

Poursuivant ses investigations sur l'acte physiologique lui-même qui préside aux phénomènes du bain, il ajoute au sujet de la *crise thermale* : « J'ai vu le premier bain commencer la crise, qui se révélait par des signes très accentués augmentant d'intensité pendant deux ou trois jours. Tout en regardant ces cas particuliers du premier jour comme des exceptions, je dois dire cependant qu'elles ne sont pas très rares, pas plus que le ravivement douloureux auquel l'impression du premier bain semble donner lieu. » Si nous prenons en effet le *rhumatisme*, même le plus bénin, nous voyons qu'il subit, dès les premiers bains, un réveil bien marqué dans ses manifestations douloureuses. Il n'est pas rare (*et les cas se comptent chaque année bien nombreux*) de voir des gens qui se croyaient à peine rhumatisants souffrir, après de longues années d'accalmie, de douleurs à telle ou telle jointure, comme si l'eau thermale tenait elle-même à donner en quelque sorte sa signature d'opportunité. Le fait est banal ici; et, sauf certains pusillanimes qui se croient perdus, tous nos malades n'en continuent pas moins un traitement progressivement adapté à leur cas; et cela avec un succès d'autant plus marqué, que la méthode employée a été plus prudente et plus patiente. Cette excitation va également quelquefois jusqu'à exaspérer certaines formes de névralgies rhumatismales ; je citerai le cas, entre beaucoup d'autres semblables, d'une dame atteinte d'une sciatique datant de sept années, contre laquelle la cure de Néris était appliquée pour la première fois. Cette personne qui supposait, comme bien d'autres, être soulagée dès ses premiers bains, fut, après le sixième bain, prise de tels phénomènes douloureux et lancinants *qu'elle croyait* à une maladie nouvelle sous l'influence de l'excitation du bain; et pourtant elle s'était conformée à la méthode la plus rationnelle (*bains de quinze minutes d'abord, d'une durée croissant tous les jours de cinq minutes*). Elle voulait partir ; après force supplications, elle consentit à poursuivre son traitement. Bien lui en prit, car, dès le neuvième bain, la douleur faisait place à un calme absolu, et la malade partait plus tard, heureuse d'avoir suivi les conseils *de son médecin.*

Dans certaines formes de *rhumatismes chroniques* noueux ou goutteux, il arrive que tout d'abord les malades sont calmés, mais bientôt l'excitation arrive, quelquefois assez vive pour certains malades, surtout s'ils sont soumis trop vite à ces grands perturbateurs, tels que la douche et le bain de vapeur. Je me souviendrai toujours d'une jeune femme venue à Néris très souffrante, mais jouissant à sa volonté de toutes ses articulations et tombée au bout de dix jours dans un état d'impotence telle qu'elle ne pouvait faire aucun mouvement. Son désespoir égalait ses douleurs, mais enfin, après deux mois de patience et deux cures interrompues par douze jours d'entier repos, elle pouvait partir, je ne dis pas comme elle était venue, mais beaucoup mieux. J'ai su depuis que son état s'était grandement amélioré.

Cette excitation thermale se révèle également dans les manifestations nerveuses que Néris voit affluer chaque année à ses thermes.

L'état nerveux, appelé aussi névropathique, subit également les mêmes effets. Depuis le vertige, l'insomnie, l'hypochondrie, jusqu'à ces états mal définis, qui sont autant du domaine psychologique que du domaine physique, il n'est pas de malaises qui ne subissent le contre-coup de la médication. Telle personne verra dès le premier bain s'accroître pour quelques jours le vertige qu'elle veut guérir ; telle autre ne dormant jamais verra son insomnie grandir pour ne céder que plus tard, et cette fois sans retour. Tous ces phénomènes sont bizarres, il est vrai, mais cette action intime, inconnue encore, donne la raison de cette excitation qui presque toujours est de courte durée. C'est peut-être la pierre de touche.

Les maladies nerveuses, elles aussi, subissent l'effet de la réaction thermale, j'ai nommé l'hystérie et tous ses dérivés, comprenant tous ces états si curieux qui commencent à l'impressionnabilité des sens pour finir à la grande hystérie de Charcot. Eh bien! ici, l'on peut dire qu'il n'est pas un symptôme, un trouble, soit de la sensibilité, soit de la motilité, soit de l'intellect, qui ne soit sous le coup d'un mouvement réactionnel quelconque.

Des phénomènes depuis longtemps disparus reviennent. Un vaginisme ancien semble reparaître sous l'influence des bains; une anesthésie, une contracture, oubliées ou guéries, reviennent; un aboiement même, ce type si étrange de la formule hystérique, s'entend de nouveau; et pourtant la foi en Néris est si grande, que nos malades, loin de se décourager, persévèrent dans leur traitement, le continuent et le prolongent des semaines, comme il convient dans ces cas.

Chez les femmes atteintes de *maladies chroniques des organes de la gestation* ou des viscères de l'abdomen, on ne saurait agir avec trop de circonspection. Il en est de même dans les cystites et prostatites que nous sommes quelquefois appelés à soigner à Néris. En un mot, il convient d'apporter la plus grande attention à tout ce qui relève des organes pelviens et à tenir un grand compte de la période de la maladie. A l'état chronique même, on voit se réveiller certaines douleurs, certains phénomènes fébriles de peu d'importance, il est vrai, mais qu'il faut surveiller avec attention. A l'état aigu surtout, la prudence doit être absolue, et, si ces cas arrivent à bénéficier, comme les autres, de la cure thermale à Néris, c'est que la modération est la règle dans le traitement. Dès les premiers bains, en effet, on voit les douleurs abdominales être exaspérées, les pertes blanches augmenter, l'écoulement menstruel, quelquefois avancé et plus abondant, venir surprendre la malade. En général, ces troubles durent peu, et bientôt arrive la période de sédation. Le plus sûr moyen de ne pas dépasser la limite de cette excitation, bienfaisante au fond, c'est de tenir, pendant un jour ou deux, la malade au repos complet et absolu.

Tous ces phénomènes d'excitation se retrouvent également dans les *dermatoses*. Le pityriasis, l'eczéma l'ecthyma ou le prurigo subissent la même loi, et, sauf quelques exceptions, l'excitation arrive pour eux aussi souvent dès les premiers bains.

C'est là la *crise thermale.*

Cette crise, dont nous venons de parler dans certaines maladies soignées à Néris, est variable dans son apparition. On nous permettra de laisser un instant la plume à de Laurès, dont la description nous semble si exacte qu'on ne saurait mieux faire qu'en la reproduisant. « C'est en général du sixième au douzième jour qu'on l'observe le plus souvent avec les symptômes suivants : sensation de fièvre, frissons légers, sans modification notable de la circulation, si ce n'est un peu d'abaissement du pouls, tête lourde, avec un peu de céphalalgie intermittente, prostration considérable des forces, fatigue générale, envie de dormir toute la journée, insomnie et agitation la nuit, langue blanche et saburrale, soif ardente; l'appétit se trouble et finit par se perdre complètement; le malade n'a plus de désir que pour les boissons fraîches à l'aide desquelles il parvient difficilement à se désaltérer. L'urine est rare, odorante, fortement colorée, avec un peu d'acide urique au fond du vase. » Ce dernier fait est signalé par tous les médecins de la station et remarqué par beauconp de malades eux-mêmes : il a donc une certaine importance sur laquelle nous insisterons plus tard. « Le ventre, continue de Laurès, finit par se tendre et se ballonner, coliques sèches, quelquefois avec constipation opiniâtre; d'autres fois avec une diarrhée plus ou moins abondante, qu'une ou deux purgations égères jugent assez facilement. »

Telle est la crise thermale, survenant surtout dans le courant du second septénaire.

A cette crise est souvent mêlée une poussée vers la peau, qui constitue alors une sorte de phénomène révulsif. Ces éruptions « se développent, dit de Laurès, soit au début, soit à la fin de la cure. Les grandes chaleurs aident à les provoquer. Elles sont constituées par des rougeurs qui s'effacent temporairement pour se reproduire avec de nouveaux bains, par des plaques, des papules, des élevures sèches et secrétantes, occupant différents points de la peau, surtout les membres et le cou. Elles sont le siège d'une chaleur assez vive, d'une démangeaison qui atteint quelquefois des proportions exagérées, s'accompagne d'un malaise assez prononcé, avec fièvre, agitation, etc., et commande forcément la suspension du traitement. Il n'est pas rare de les voir même dégénérer en éruptions furonculeuses. » La durée du bain, la température ont sur cette éruption une grande influence, et l'on peut dire, en général, que la crise d'excitation suivie de l'éruption, quelle qu'elle soit, doit être regardée comme favorable. « On les observe si fréquemment à Néris, dit de Laurès, qu'on peut dire que quinze malades sur vingt les éprouvent à des degrés différents. »

Quand la crise tarde, ce qui arrive parfois, l'excitation n'en est pas moins vive : c'est ce que nous appelons la *crise post-thermale*. Dans une station où l'eau semble agir plutôt à *longue portée qu'immédiatement*, le fait n'est pas rare. Aussi certains malades semblent-ils fort découragés, lorsqu'en rentrant chez eux ils sont pris des mêmes douleurs et des mêmes misères, plus violentes parfois qu'elles n'ont jamais été. On ne manque pas alors d'accuser la station et d'invectiver le médecin ; mais patience, et bientôt, comme par enchantement, sans la moindre intervention, tout disparaît et avec le calme renaît l'espérance. Nous insistons sur ces faits, parce qu'ils ont leur importance : chaque année les mêmes craintes se ravivent, et il est bon que tous soient prévenus, médecins et clients.

Parmi les maladies qui paraissent le plus sujettes à la crise post-thermale, je citerai les affections utérines. Le Dr de Ranse cite, dans sa clinique thermominérale de Néris, plusieurs cas de cette catégorie. Des malades qui avaient usé simplement des grands bains et des bains locaux à l'aide du spéculum, étaient reprises dans le *at home* des douleurs et des mêmes accidents pour lesquelles elles étaient venues à Néris. Quelques ataxiques semblaient, plusieurs semaines après leur cure, être atteints plus violemment de leurs douleurs fulgurantes, mais pour un temps seulement. Ces derniers, du reste, trouvent ici un soulagement qui a été noté déjà par bien des observateurs.

La question de la crise analysée, résumons donc les effets physiologiques habituellement produits par l'usage du bain tempéré.

1° Une excitation portant sur les différents systèmes de l'économie durant de quelques heures à quelques jours, constituant un ensemble de phénomènes qui porte le nom de *crise,* que celle-ci arrive pendant le traitement ou après celui-ci ;

2° Une sédation d'autant plus remarquable et remarquée sur tous les points malades que ceux-ci ont été plus violemment excités au moment de la première phase de l'actum physiologique.

Quant au *bain chaud* (35 degrés à 40 degrés) usité surtout chez les rhumatisants peu excitables, et toujours précédés de bains tempérés, mêmes symptômes d'excitation et mêmes phénomènes critiques, lesquels se terminent par la résolution.

Cependant, on doit avouer que certains tempéraments offrent une susceptibilité spéciale aux bains minéraux, et que l'eau administrée avec la plus grande prudence cause parfois des accidents tellement prompts et tellement graves qu'on en reste saisi ; mais ce sont là de rares exceptions.

Retenons-en une chose et sachons graver dans notre esprit cet axiome si juste de Zimmermam :

« C'est l'expérience des autres qui doit nous instruire. »

C. *Douche thermale. — Son action.* — Je ne saurais m'étendre sur cette question. La douche est évidemment un moyen puissant que l'on met en œuvre, mais son importance est trop secondaire pour que je développe ici son action propre. Celle-ci ne diffère pas absolument de toute autre douche thermale ;

qu'on retienne simplement que si on la veut résolutive, elle doit toujours précéder le bain et avoir une température égale à celle du bain; et que si, au contraire, on tient à une action révulsive, elle est indiquée après le bain, qu'elle le suive de près ou de loin, et à une température élevée.

§ II. — QUEL EST LE MODE INTIME DE CETTE ACTION PHYSIOLOGIQUE.

Nous disions au commencement de ce chapitre que, pour la plupart des chimistes ou hydrologues, l'action physiologique des eaux minérales ne doit être, en aucune façon, subordonnée à la quantité des éléments chimiques qu'elle renferme.

Il est des eaux, en effet, dont la proportion des principes minéralisateurs est tout à fait insignifiante : Néris, Plombières en France; Wibdab, Gastein à l'étranger. Dira-t-on cependant que ces eaux n'ont aucune action? Loin de là, on reconnaîtra facilement à la seule lecture d'ouvrages consacrés par le temps et la bonne foi des expérimentateurs, que leur valeur est au moins égale à celle de beaucoup d'autres plus riches en principes!

Dira-t-on que leur température initiale *seule* est assez puissante pour produire toutes ces merveilles de la thérapeutique? Mais, alors, il suffira d'établir que l'eau chaude naturelle, appliquée dans les mêmes conditions et loin des eaux minérales, produit exactement les mêmes effets. L'expérience en a été faite.

Dira-t-on que tel ou tel principe doit à l'exclusion des autres fournir la solution du problème? Assurément, non; l'expérience prouve qu'aucun de ces principes n'est en proportion suffisante pour provoquer tel ou tel effet thérapeutique.

Enfin, comment expliquer que des eaux, parfois si dissemblables au point de vue chimique et au point de vue de leur température, agissent de la même façon et concourent aux mêmes résultats? Comment expliquer que des eaux similaires s'adressent à des maladies différentes? Comment encore expliquer ce fait, peut-être un peu trop généralisé, mais exact au fond, que les mêmes eaux minérales peuvent être appliquées avec un certain avantage dans une foule d'affections absolument différentes?

Nous posons la question; mais poser le problème n'est pas le résoudre, et nous aussi nous en sommes réduits à l'énoncé de simples propositions, loin encore d'être scientifiquement démontrées.

Du reste Fourcroy, Orfila, et bien d'autres depuis, malgré les procédés admirables que la technique a mis à notre disposition, avouent leur impuissance.

« L'art de connaître les différents sels dissous dans les eaux, d'en estimer la proportion, est un des travaux les plus difficiles qu'on puisse proposer en chimie », et, j'ajouterai, l'art d'en peser la valeur et d'en comprendre les combinaisons intimes. — Oui, c'est bien là le problème; quand on aura découvert la valeur intrinsèque de chaque corps, non pas tant en lui-même que dans ses combinaisons naturelles et ses forces intimes, on sera bien près d'en avoir touché du doigt la solution. Alors, mais seulement alors, l'action physiologique des eaux minérales sera un fait, et non un simple énoncé de théories plus ou moins contradictoires. Pour l'instant, nous croyons hautement qu'une eau minérale ne saurait être disséquée, sans préjudice de ces actions intimes, moléculaires, qu'il ne faut en un mot retrancher aucun de ses éléments et la considérer comme un agrégat tout spécial, naturel, une force vive, en un mot, concourant simultanément à produire ces remarquables effets dont nous cherchons la cause.

L'absorption (Dr Oré) ne suffisant pas à expliquer ces actions, malgré les sels solubilisés qu'elle renferme (Paul Bert) et qui, pour Néris, constitueraient une absorption insignifiante; la question d'un contact révulseur sur la surface de la peau par ces mêmes sels ne pouvant être soutenue pour nos eaux si faiblement minéralisées; le rôle de l'électricité, peut-être plus sérieux qu'on ne pense, mais encore mal dégagé de ses inconnues, ne pouvant être mis sérieusement en cause jusqu'ici, il ne nous reste, avec le Dr Ranse et bien d'autres, qu'à admettre une action intime primitive sur l'innervation cutanée et secondaire, par la voie réflexe, sur l'innervation des autres systèmes de l'économie.

Par cette théorie, nous admettons que les filets nerveux de la peau sont excités sur toute la périphérie par deux sortes d'excitants : les excitants physiques constitués par la chaleur de l'eau et l'électricité constatée sous la présence des sels naturels dissous, les excitants chimiques, c'est-à-dire les substances salines elles-mêmes, qui, dans leur contact si étendu avec les fibres nerveuses du derme expliqueraient cette action comparable aux effets d'expérimentation qu'obtenait Kuhne sur les faisceaux nerveux, en se servant de préparations salines.

On objectera peut-être que ces principes, pour servir le rôle d'excitant sur la peau, doivent au moins être absorbés. Ce qu'on peut affirmer, c'est que la pratique peut répondre à cette objection puisqu'au bout de cinq à six bains la peau phlogosée et nettoyée de sa graisse se trouve dans de meilleures conditions pour cette absorption locale.

Du reste, ne pourrait-on admettre une action médiate à distance, une dialyse, en un mot, de ces substances à travers la peau?

Mais nous trouvons plus prudent de nous arrêter sur le chemin des hypothèses; peut-être, avant peu, des chercheurs, des savants, parmi lesquels MM. Certes et Garrigou ne tiennent pas la dernière place, trouveront une des solutions de ce grand problème d'hydrologie, lorsqu'ils auront défini ce qu'ils pressentent déjà, j'ai nommé les alcaloïdes et les micro-organismes des eaux minérales.

CHAPITRE V

Applications thérapeutiques.

CONSIDÉRATIONS GÉNÉRALES

On dit d'une eau minérale que ses applications sont d'autant plus étendues que sa minéralisation est d'autant moins caractérisée. Le fait réel pour la plupart des eaux indéterminées ne saurait avoir ici la même portée. Il est peu de stations, en effet, dont le champ, très vaste assurément, reste aussi défini, aussi nettement limité que celui de nos eaux : l'expérience confirme de point en point cette assertion successivement établie par tous les expérimentateurs depuis le commencement du siècle, et la clinique, avec son autorité incontestable, peut répondre aujourd'hui à ces détracteurs peu sérieux et fantaisistes qui mettaient nos eaux au rang des eaux artificiellement chauffées, que Néris n'a point usurpé sa vieille réputation, mais bien, comme le disait un prince de la science, le Dr Pidoux, que ses eaux resteront toujours *les plus inimitables de toutes, grâce à leur diversité et à leur spécialité d'application.*

Cette multiplicité d'action définie par l'expérimentation repose ici sur trois facteurs principaux :

1° La thermalité des eaux;

2° La minéralisation faible;

3° La variété, la diversité des moyens employés (balnéation, hydrothérapie thermale, étuves, applications de conferves, enfin bain prolongé). Ce facteur (la diversité des moyens), qui de prime-abord pourrait paraître absolument superflu, puisqu'il se rencontre aujourd'hui dans toute installation thermale, est ici d'une importance capitale, étant données les indications multiples et variées des eaux de Néris.

Par leur haute thermalité, on obtient une excitation, une stimulation de la plus haute importance, dont certaines affections, le rhumatisme par exemple, tirent un grand bénéfice. A cette stimulation succède la résolution, ce qui explique leurs effets dans certaines formes de rhumatismes et de paralysies.

Grâce au bain tempéré, qu'il soit court ou prolongé, on obtient, après l'excitation du début, une sédation remarquable qui trouve son indication dans cette série de désordres, allant depuis l'état névrosique, névropathique ou névralgique, jusqu'à la maladie nerveuse elle-même. Les maladies utérines, à leur tour, relèvent de cette action calmante, hyposthémisante si remarquable; et si l'on peut dire qu'en règle générale, toute affection justiciable d'un traitement hydrominéral doit être parvenue à la période franchement chronique, on peut affirmer que certaines affections utérines, à forme fluxionnaire, se trouvent admirablement d'une cure raisonnée aux eaux de Néris.

Enfin, par la combinaison d'une thermalité réglée et des artifices que l'hydrothérapie thermale met à notre disposition; par l'application de nos conferves; en un mot, par cet agrégat chimique dont nous ne connaissons que les effets, on atténue, pour guérir ensuite, nombre de dermatoses rebelles, d'engorgements chroniques, de plaies de mauvaise nature, de lésions consécutives au traumatisme, etc., applications merveilleuses et inexpliquées, à moins qu'on ne veuille en trouver la raison dans la présence de l'iode et du fluor dans nos eaux.

Ces applications, si diverses et si variées, ne sauraient cependant avoir en pratique la même importance. Et, puisque l'on peut dire que des eaux minérales, absolument distinctes, ou absolument similaires, possèdent des indications communes, il convient, pour fixer les idées, d'étudier ces applications communes, de connaître celles que l'expérience nous a montrées comme secondaires et de faire ressortir surtout celles qui sont la dominante de notre pratique hydrothermale.

De là trois grandes catégories qu'on nous permettra d'indiquer et qui, par leur ordre d'importance, serviront à grouper les différentes applications des eaux de Néris. En voici l'énoncé :

1° *Applications spéciales*, types caractéristiques de la station : névroses, névralgies, maladies nerveuses, paralysies spinales ou périphériques;

2° *Applications communes* à d'autres stations : rhumatismes, maladies utérines, dermatoses;

3° *Applications secondaires,* se rattachant à un ordre accessoire : traumatismes, plaies, brûlures, etc.

Applications spéciales

Certaines lésions des centres nerveux, les névroses locales ou générales, les névropathies déterminées ou indéterminées, tel est le champ formel d'application des eaux de Néris. Nous les étudierons successivement et, suivant l'importance qu'elles offrent, nous les grouperons dans les quatre divisions suivantes :

1° Maladies des centres nerveux;
2° Maladies des nerfs ou névralgies ;
3° Névroses;
4° Névrosisme ou névropathies diverses.

§ Ier. — MALADIES DES CENTRES NERVEUX

Hémiplégies.

Dans l'immense majorité des cas, l'hémiplégie relève d'une lésion primitive du cerveau ou du cervelet, comme la paraplégie trouve ordinairement sa cause dans une affection médullaire ou dans un principe diathésique ou fonctionnel.

L'hémiplégie d'origine cérébrale, résultat le plus souvent d'une apoplexie, trouve son indication aux eaux de Néris, surtout par les symptômes accessoires qu'elle apporte avec elle. C'est ainsi que la contracture du membre paralysé, surtout la contracture douloureuse, est franchement améliorée; il en est de même de certains tremblements hémichoréiques et des troubles sensoriaux qui suivent souvent les paralysies de ce genre.

A quelle époque convient-il d'appliquer à cette lésion un traitement thermal?

Ici se rencontrent des vues tout à fait opposées et cependant très formelles : les uns déclarent que dans les hémiplégies apoplectiques, les chances de succès sont plus réelles et plus grandes que si le traitement est appliqué à une époque assez rapprochée de l'accident. Les autres professent des idées absolument contraires.

Nous croyons, et nous répétons avec la plupart de nos maîtres en hydrologie, que d'une façon générale, on ne saurait appliquer l'un ou l'autre de ces deux systèmes. Le malade est-il d'abord en état de subir un traitement? Y a-t-il opportunité? Toute la question est là. La lésion tend-elle à s'accroître? L'hémorrhagie tend-elle au ramollissement? Les phénomènes congestifs dominent-ils la scène, ou bien cette tendance première, plutôt accidentelle qu'organique, a-t-elle disparu? Autant de questions que le clinicien doit se poser et résoudre avant d'envoyer un hémiplégique à toute station thermale. En somme, le principe absolu (étant admis qu'en thérapeutique il puisse y avoir un principe absolu) repose sur un bon diagnostic, basé sur la connaissance du malade et ses antécédents. Dès lors, la thérapeutique sera considérée comme opportune, si la maladie est entrée dans une période régressive et d'autant plus efficace que l'application du traitement minéral aura été plus prompte.

Ainsi conseillée, l'eau de Néris rendra de grands

services, par la sédation dans les douleurs et la stimulation graduelle si nécessaire dans la période paralytique : on pourra joindre au traitement les frictions avec les conferves et au besoin l'électricité.

Paraplégies.

Ici, c'est ordinairement la moelle épinière qui est en jeu, tantôt elle est atteinte à titre purement fonctionnel, paralysie rhumatismale, hystérique, etc., tantôt elle exprime l'idée d'une affection profonde des centres nerveux, myélite, sclérose, ataxie, etc.

Dans la *paraplégie rhumatismale*, la médication thermale nérisienne compte de nombreux succès. Une des conditions de réussite consiste dans la thermalité; c'est pour cette raison que les eaux les moins minéralisées paraissent suffire et doivent même être préférées aux autres. Tœplitz en Bohême, le Mont-Dore et Plombières en France doivent leurs cures à l'application de ce principe; de même les eaux de Luxeuil, nous dit M. Revillout, administrées en bains chauds, amenaient des cures radicales alors que l'usage des bains tempérés n'avait produit aucun changement. C'est du reste la méthode suivie à Néris dans l'affection qui nous occupe; et avec d'autant plus de succès qu'en dehors du bain simple, le bain de vapeur, soit d'étuves, soit d'encaissement, devient un précieux stimulant.

Le malade est soumis à une série de bains dont la température et la durée s'accroissent au fur et à mesure du traitement; la douche, s'il y a lieu, est alors employée consécutivement au bain, et au bout de quelques jours le bain de vapeur complète le traitement. A ce moment surviennent des sueurs abondantes qui préludent à l'heure du rétablissement.

Dans la *paralysie essentielle des enfants*, je ne connais que quelques observations dignes de remarque. Les résultats paraissent douteux, et jusqu'à ce que de nouveaux faits viennent accréditer l'action de Néris en pareil cas, je crois plus prudent de s'adresser aux eaux chlorurées sodiques dont Balaruc représente un des types les plus suivis (Le Bret).

La *paralysie hystérique,* au contraire, qui, suivant le Dr Le Bret, écarte l'idée de toute médication excitante, telle que celle des eaux chlorurées sodiques, se trouve absolument indiquée à Néris. Du reste, manifestation de l'hystérie proprement dite, elle rentre dans le cadre de cette névrose dont nous parlerons plus loin. Ici, la méthode des bains prolongés amène des résultats inespérés.

Quant aux *paralysies d'ordres divers*, paraplégies séniles, alcooliques, vénériennes, elles ne relèvent en aucune façon de Néris. Cependant certains auteurs tendent à recommander, non les chlorurées fortes qui sont impuissantes, mais les eaux indéterminées, telles que Néris, Luxeuil, etc. (Communication à la Soc. d'hydr.).

Quant aux *paraplégies symptomatiques* d'une lésion de la moelle ou de ses enveloppes, nous pouvons dire, sans nous appesantir sur cette question qui nous entraînerait trop loin, que les eaux de Néris conviennent à ces différentes sortes de paralysies, tant pour rétablir l'harmonie qui manque entre le système musculaire et le système nerveux, que pour calmer l'élément douleur et ramener au point les fonctions de la vessie et de l'intestin.

Myélites. — Ataxie.

Dans toutes les monographies sur les eaux minérales, on mentionne les résultats remarquables de telle ou telle eau sur les affections médullaires en général et sur certaines formes en particulier : irritations spinales, congestions, myélites. Sans vouloir le moins du monde mettre en doute la bonne foi des auteurs, il me sera permis d'exprimer un regret, celui de voir une confusion très grande s'établir au sujet de certains termes, de certaines expressions. Le diagnostic de ces états morbides est déjà assez difficile par lui-même, qu'il importe au plus haut point en matière thermale de spécifier *le* ou *les* symptômes qui relèvent du traitement, en limitant les effets de cette thérapeutique, surtout quand on sait si bien n'avoir qu'une prise infime sur ces diverses affections.

Dira-t-on, par exemple, que Néris guérit *l'ataxie?* Évidemment non, et pourtant on ne peut nier que chaque année nous enregistrons des faits nombreux et concluants d'amélioration. Dira-t-on également que La Malou, cette station rivale de Néris dans la maladie qui nous occupe, guérit l'ataxie? Pas davantage. Ce qu'il importe de savoir, c'est que parmi les symptômes si bizarres de l'ataxie locomotrice les phénomènes douloureux, les douleurs fulgurantes et cet état éréthique particulier à certains malades, sont rapidement améliorés à Néris; que, d'autre part, La Malou conviendra plutôt à la forme paralytique ou dépressive, ainsi que le fait remarquer Durand-Fardel dans son traité des *Eaux Minérales* et

Grasset dans son ouvrage sur *les maladies du système nerveux.*

Au début de cette maladie, il est souvent fort difficile de préciser un diagnostic. Quelquefois le malade arrive sous une étiquette tout autre, celle du rhumatisme par exemple. Un de nos confrères cite le fait, très intéressant et très malheureux en même temps, d'une dame envoyée comme rhumatisante et présentant les phénomènes d'invasion de l'ataxie. Cette dame qui n'avait pas consulté de médecin suivit un traitement de bains de vapeur, de douches très chaudes, etc.; peu s'en fallut qu'elle ne fût victime de l'erreur du premier diagnostic.

En somme, il convient d'être très prudent au début de la cure; celle-ci est du reste marquée, le plus souvent, par une période d'excitation, plus ou moins vive, à laquelle fait suite la sédation si attendue et si désirée par ce genre de malades.

L'appétit renaît, la digestion s'accélère, les douleurs des membres disparaissent, les troubles oculaires s'amendent et, à la fin de la cure, on peut constater déjà dans l'état général un réel changement.

Ces résultats sont-ils durables? Le Dr de Ranse les a constatés et les constate tous les jours. Il voit revenir depuis plusieurs années avec un nouvel entrain des malades absolument ataxiques, encouragés par le bien qu'ils éprouvent, et dans des conditions certainement plus satisfaisantes que celles qu'ils présentaient à leur première cure. Je pense que dans une maladie aussi fatale et aussi terrible il faut tenir compte de faits aussi remarquables.

Scléroses diverses.

Parmi les différentes scléroses et amyotrophies de la moelle, il en est peu qui relèvent de Néris. Du moins, les observations précises nous font défaut. C'est ainsi que les scléroses latérales, le tabes spasmodiques, l'atrophie musculaire, les myélites diffuses (scléroses en plaques, etc.), prises au début, sont plutôt justiciables d'un traitement aux eaux chlorurées sodiques qu'aux eaux indéterminées. Cependant, parmi les *paralytiques généraux,* on compte à Néris un certain nombre de cas heureux. L'amélioration survenait parfois assez rapidement, débarrassant ainsi le patient de ces phénomènes bizarres qui le portent d'abord à une expansion ridicule et le conduisent fatalement à une excitation dangereuse.

§ II. — MALADIES DES NERFS OU NÉVRALGIES

Névralgies.

Il convient de distinguer les névralgies essentielles développées chez un sujet névropathique, et les névralgies symptomatiques de telle ou telle affection.

Les *premières* sont nombreuses à Néris : on peut affirmer que toutes s'y donnent rendez-vous. Depuis la névralgie faciale jusqu'à la névralgie plantaire, il n'en est pas à laquelle le traitement hydriatique de nos eaux ne soit favorable.

Les *secondes*, tout en étant peut-être moins fréquentes ici, n'en sont pas moins tributaires de notre station thermale, qu'elles dépendent d'un état diathésique rhumatismal, ou qu'elles soient le symptôme douloureux de quelque affection chirurgicale *(métrite, ovarite, entérite, etc.)*.

L'indication ici variera avec la cause.

S'il y a traumatisme et par suite inflammation du nerf, on perdrait un temps précieux en envoyant le malade à Néris. L'indication est ailleurs. Si cette névralgie est d'ordre anémique, on ne peut douter que les phénomènes douloureux seront calmés à nos thermes, mais l'anémie réclamera un traitement approprié. — Si la névralgie est liée au paludisme, c'est vers les eaux arsenicales qu'il faut diriger le malade. Enfin, si la névralgie est rhumatismale, hystérique, symptomatique d'un état névropathique essentiel ou d'une lésion inflammatoire utérine, Néris est là pour remplir cette noble tâche qu'Hippocrate dépeint dans ces quelques mots : *divinum est opus sedare dolorem.*

Citons, parmi celles qui s'offrent le plus communément à nous, les névralgies intercostale, sciatique et faciale. Le traitement consiste en général en bains, dont la durée varie suivant la gravité de l'affection, et en douches locales révulsives, avec ajutages divers; souvent on y ajoute le bain de vapeur local et la douche de vapeur; les plus tenaces enfin réclament parfois l'aquapuncture dont nous avons parlé plus haut.

Il faut compter ici encore sur une exacerbation du phénomène douloureux, la sédation ne survenant que plus tard.

Parlerons-nous de certaines névralgies que leur intensité a dénommées *névrites,* telle que le *zôna?*

Cette dernière maladie se présente quelquefois à Néris : elle mériterait une étude particulière; car nous ne doutons pas de ses chances de guérison, mais les éléments d'observation sont trop rares pour que nous puissions nous prononcer.

Certaines *dyskinésies*, telle que la *crampe des écrivains*, certains *tics convulsifs* ou douloureux, certaines *paralysies motrices* de tel ou tel nerf *(facial, radial)* comptent à Néris quelques améliorations.

§ III. — NÉVROSES

Toutes les névroses sont tributaires au plus haut point de la médication thermale par les eaux de Néris : les preuves, nous les trouvons dans le nombre croissant de ce genre de maladies à nos thermes, dans la variété des manifestations qu'ils présentent, et surtout dans un succès à peu près constant qui témoigne de la netteté de l'indication.

Hystérie.

L'hystérie forme (on peut le dire sans risque d'erreur) la majeure partie des nerveux envoyés à Néris. Elle s'y présente sous toutes les formes, depuis l'hysteria minor jusqu'à l'hysteria major, et à tous les degrés elle est susceptible de grande amélioration.

Nous poursuivrons pas à pas l'étude de cette grande névrose et nous mettrons plus spécialement en relief les phénomènes qui relèvent de nos eaux.

Que le début de cette redoutable affection survienne chez l'enfant, en le rendant irritable, céphalalgique, impressionnable sans motifs; ou chez l'adulte, par une série de prodromes peu trompeurs du côté de la tête ou du ventre; — qu'enfin ce début soit une attaque elle-même que rien ne faisait prévoir, les phénomènes observés sont peu différents et peuvent se rattacher à la motilité, à la sensibilité, à la circulation, aux sécrétions et à la nutrition, enfin à la vie psychique.

Les *désordres de la motilité* se manifestant par les convulsions, ou les contractures et les paralysies, sont précisément ceux qui relèvent au plus haut degré des eaux de Néris. Que l'attaque débute par un aura ovarique, céphalique ou épigastrique; que les convulsions soient fréquentes ou périodiques, suscitées sans cause ou à la suite d'une émotion ou d'une frayeur; que ces mêmes convulsions cloniques se doublent de convulsions toniques ou épileptiformes; que le type principal disparaisse pour faire place à toutes ces manifestations secondaires dont Charcot nous donne de si belles descriptions, Néris et ses bains prolongés sont indiqués, précisément là, pour calmer l'excitation nervo-musculaire.

Convulsions partielles des organes digestifs (boule hystérique); des organes respiratoires (spasmes pharyngiens, vomissements, etc., aboiement, miaulement, gloussement, hoquet, bâillements, rires convulsifs, toux hystérique enfin); de l'appareil circulatoire (battements cardiaques s'élevant jusqu'à 120, 160 pulsations); des muscles de la vie organique (chorée, tremblements); toutes ces manifestations sont tributaires de Néris.

Il en sera de même des *contractures*, qu'elles soient générales ou limitées au genou, au pied, à l'épaule, ou à la hanche. Cette dernière, ou *coxalgie hystérique*, se voit fréquemment à Néris où le traitement par les bains prolongés pendant plusieurs heures lui est appliqué.

Parmi les *paralysies hystériques* justiciables de Néris, nous citerons en première ligne les paralysies des membres, et en seconde ligne les paralysies viscérales; ces dernières offrent au traitement une résistance beaucoup plus longue et plus tenace. C'est dans ces cas que l'électrisation combinée au traitement thermal apporte de notables améliorations.

Les *troubles de la sensibilité* sont assurément ceux qui appellent le plus l'attention, tant par leur diversité que par les désordres qu'ils apportent à la vie des malades.

Les *hyperesthésies* fixeront d'abord notre étude. C'est ainsi que la dermalgie, l'ovarie de Charcot et la rachialgie rentrent dans le cadre de nos applications. Je me souviens d'un cas particulièrement intéressant : celui d'une jeune fille souffrant d'horribles douleurs au trapèze, au long dorsal et dans la masse sacro-lombaire, menacée, avait-on dit, de congestion médullaire, etc., qui n'était en somme qu'une rachialgique hystérique. Au bout du quatrième bain, une attaque de la plus belle venue confirmait notre diagnostic. A son départ, elle ne souffrait plus. Depuis, aucune douleur de ce côté; elle reste névropathe, mais n'a pas eu de nouvelle attaque. Enfin, nous traitons avec avantage ces *névralgies* si variées, dans leur apparition comme dans leur forme, qui sont l'apanage des hystériques.

Depuis les travaux de Piorry (1843), de Gendrin, de Briquet (1846), de Charcot enfin, *l'anesthésie hystérique* prise autrefois pour de la sorcellerie, est entrée dans une phase nouvelle, une phase vraiment scientifique. Les cas d'hémianesthésie, par exemple, se rencontrent assez fréquemment ici; c'est du reste un des types cliniques le moins rare, dont le diagnostic avec l'hémianesthésie d'origine cérébrale demande quelquefois un examen attentif et une observation prolongée. C'est à Turck et à Charcot que nous devons cette étude de l'hémianesthésie cérébrale. Peut-être verra-t-on ici plus tard l'action combinée des différents métaux auxquels les hystériques semblent si sensibles, même lorsqu'ils sont en faible proportion? ce qui expliquerait ces faits si bizarres, observés à Néris, en dehors de toute autre méthode que celle de la balnéation.

Je ne dirai qu'un mot de ces *troubles sensoriels* divers, troubles de la vue, de l'ouïe, qui, soit isolés, soit liés aux autres manifestations, nous révèlent si bien leur origine.

Chez les malades atteints de *troubles circulatoire ou sécrétoire,* tels que désordres menstruels, congestions cutanées, sueurs de sang, ischurie, polyurie; chez ceux dont l'état de nutrition, malgré un certain embonpoint apparent laisse à désirer par suite d'un manque de désassimilation (urée, acide carbonique, etc.); chez ceux enfin dont les *troubles psychiques* envahissent la vie (hallucination, monomanie, mélancolie, etc.), le traitement par le bain serait absolument insuffisant. Il convient de s'adresser aux moyens toniques, sédatifs et perturbateurs à la fois, tels que l'hydrothérapie, les douches en pluie, etc.; ces troubles résultant d'une dépression nerveuse considérable.

En un mot, que l'hystérie soit type ou combinaison, qu'elle se présente à nos yeux sous une seule forme plus ou moins bizarre, ou bien dans ses modalités successives; qu'elle règne chez l'enfant (Jules Simon), l'homme ou la femme, on peut dire hautement et à la gloire des eaux de Néris, que l'indication est spéciale et parfaite.

Epilepsie.

L'épilepsie, définie par Voisin, une maladie chronique apyrétique, caractérisée par des attaques convulsives, des vertiges, des absences, se rencontre quelquefois à Néris, mais dans une proportion infiniment moindre.

Cette névrose, considérée comme épilepsie vraie, est ici peu modifiée dans son ensemble. L'attaque est rarement enrayée; on a observé cependant une diminution dans les secousses et une sorte de plus grande régularité dans la succession des convulsions, le désordre est moins grand et parfois l'attaque peut être prévenue. Celle-ci devient moins fréquente, et c'est à ce titre que les eaux de Néris se recommandent dans cette affection si terrible où les améliorations les plus légères sont si bien accueillies des malades.

Le *petit-mal*, au contraire, est plus profondément modifié. C'est également l'avis du Dr de Ranse, qui a observé que, bien souvent, l'*absence* et le *vertige* subissaient l'heureuse influence de nos eaux.

Je ne parlerai pas de ces états bizarres, de ces épilepsies partielles ou états épileptoïdes, heureusement plus rares et dont l'observation ne saurait nous conduire à une conclusion quelconque, relative à des indications formelles. La plupart sont, du reste, symptomatiques de lésions internes.

Chorée.

La chorée, au contraire, plus fréquente à Néris que la névrose précédente, peut se prévaloir de vrais succès.

Cette maladie, si bien décrite par Sydenham et appelée encore *danse de Saint-Guy*, survient, en général, de l'âge de dix ans à l'époque de la puberté. En tant que chorée nerveuse, ou simplement idiopathique, elle rentre dans l'indication générale de la névrose pure dont elle est une des manifestations. Mais elle revêt d'autres formes qui relèvent plus ou moins de l'action des eaux de Néris. Quand, derrière elle, se cache un état morbide particulier, une diathèse telle que le rhumatisme, la chorée cède en général dès la première cure. Si la scrofule et la syphilis sont la cause efficiente de cette névrose, le traitement thermal agira sans doute sur le symptôme, mais sera sans effet ultérieur sur la diathèse déterminante. La chorée rhythmique de l'hystérie se confondant avec cette dernière jouira des mêmes bénéfices que celle-ci.

Il en sera de même pour l'*hémichorée* et l'*athétose*, variété de chorée particulière aux doigts et aux orteils.

En un mot, la chorée guérira d'autant mieux que

le sujet sera plus jeune et le traitement plus précoce. Jules Simon conseille, du reste, dans ses *conférences,* le traitement spécial de Néris dans la chorée. « Cette station, dit-il, combat à la fois l'excitabilité nerveuse et l'influence rhumatismale qui forme la base de cette affection. »

Il est encore une névrose, *la paralysie agitante,* caractérisée par un tremblement spécial et une diminution progressive de la puissance musculaire, qui paraît devoir être tributaire des eaux de Néris. Certains phénomènes surtout sont assez rapidement amendés pour qu'on doive les noter. On sait, en effet, que les malades éprouvent le besoin de remuer, de changer de place ; il leur est impossible de rester à un endroit précis ; d'autres semblent consumés d'une ardeur intérieure, d'une sorte de chaleur (Charcot) qui les brûle au point qu'ils se découvrent, « la peau est inondée de sueur », bien que la température soit restée normale. Un soulagement très marqué est obtenu à Néris pour ce genre de malades. Mais la cure reste sans effet à la période terminale, lorsque les fonctions cérébrales sont atteintes, et que la dénutrition amène la régression graisseuse, l'atrophie, le gatisme enfin.

Goître exophthalmique.

Le goître exophthalmique, ou maladie de *Graves* ou de *Basedow*, qui se rattache *aux névroses* par ses phénomènes vaso-moteurs, se montre en général sous le syndrôme suivant : exophthalmie, goître et palpitations. Sa description, qui date de 1835, n'a guère été modifiée. Cependant, à côté de la forme classique, certains travaux de Charcot viennent de mettre en lumière une nouvelle forme de cette maladie, appelée *forme frustre,* laquelle existerait en dehors du goître et de l'exophthalmie. Le Dr Marie, dans une thèse récente, a résumé les laborieuses recherches qui furent faites à ce sujet à la Salpêtrière. Notre jeune confrère nous décrit, avec beaucoup d'ordre, tous ces symptômes qu'il a notés à l'école de son maître. Il nous signale, comme l'un des plus remarquables, le *tremblement*, qui se traduit particulièrement par une trémulation générale de tout le corps, que celui-ci soit debout ou assis. Un second signe, très particulier, c'est une sorte de *vibration* appréciable à la main, vibration perçue sur les muscles du tronc comme sur ceux des membres : avec tout cela, aucune élévation de température. Telle est, en deux mots, la forme frustre de la maladie de Basedow, peu connue encore, mais destinée bientôt, nous n'en doutons pas, à devenir l'objet d'études plus précises et d'observations intéressantes.

A cette forme se rattachent, parfois, d'autres faits plus rares peut-être, mais assez remarquables. Je citerai les troubles cardiaques, digestifs, et certains désordres sécrétoires (sueurs abondantes, éruptions diverses, etc.).

C'est à ce syndrôme clinique que les eaux de Néris paraissent s'approprier. Des exemples de guérison sont cités ; et le Dr de Ranse, au Congrès de Biarritz, nous présentait, entr'autres, quatre observations intéressantes de cette forme frustre, chez des malades envoyés pour toute autre cause. Il insiste sur les résultats particulièrement heureux qu'il a enregistrés et que le temps a consacrés. En somme, apaisement du tremblement, diminution notable des battements du cœur, amendement des troubles fonctionnels, et surtout, réveil remarquable des forces nutritives.

§ IV. — NÉVROSISME OU NÉVROPATHIES

L'étude des névropathies diverses, auxquelles peut s'appliquer le traitement de Néris, est trop vaste, pour qu'il soit possible d'en faire une analyse complète. Ce que les uns appellent *névropathie,* en effet, les autres névrosisme, n'est en réalité que l'expression d'états nerveux mal définis, se prêtant à toutes sortes d'interprétations physiologiques et pathologiques, et justement dénommés ainsi par le clinicien découragé, parce qu'il lui serait impossible de lui donner un autre nom. Inutile de dire que ce genre de clientèle abonde à Néris. Il semblerait, pourtant, que l'indication devrait être ici moins formelle en présence d'états si bizarres; bien au contraire, l'expérience nous a prouvé que l'adaptation est parfaite, précisément peut-être en raison du peu de minéralisation de nos eaux et des moyens si variés que notre hydriatique tient à la disposition du médecin.

De ces états nombreux, l'**hémicranie** ou **migraine,** qu'elle soit sous la dépendance d'une constitution spéciale (lymphatisme, paludisme, diathèse arthritique ou goutteuse, etc.), qu'elle relève de l'estomac ou du système nerveux proprement dit, paraît être un des plus fréquents; aussi est-elle une affection redoutable pour ceux qui en sont la victime habituelle. Il est peu de personnes, en effet, qui n'aient payé leur tribut à cette névropathie tenace, contre laquelle on peut dire que le spécifique est encore à trouver. Dirons-nous que Néris guérit la migraine? Malheuseusement non; mais nous pouvons affirmer que des cures successives ont amené toujours de notables améliorations, tant par l'action perturbatrice de la douche thermale que par l'action calmante du bain.

La **névralgie générale** de Valleix, caractérisée par la douleur, l'affaiblissement des membres, les éblouissements, trouve également sa raison d'être à nos thermes. La **névropathie-cérébro-cardiaque de Krishaber** surtout y compte quelques cas remarquables où l'amélioration est survenue assez promptement dans les phénomènes suivants : vertige, éblouissements, palpitation, perversion des sens et excitation de tout le système. Nous relevons, entre autres, le fait d'un malade qui fut amélioré après deux saisons, au point de se mettre à la tête d'une grande entreprise.

Parmi les autres états névrotiques qui se rencontrent encore quelquefois, nous citerons cette *peur des espaces* que Legrand du Saulle nous décrit d'une façon si saisissante : *agarophobie*, si les espaces sont ouverts; *claustrophobie*, s'ils sont fermés.

Pour faire suite à cette énumération, nous citerons le *vertige de Ménière*, et les troubles connus sous le nom de *vertige stomacal*.

En un mot, toutes les névropathies symptomatiques, en tant que manifestation extérieure, seront indiquées et pourront bénéficier de certaines améliorations.

Pour clore la série des indications des eaux de Néris dans les névropathies, il me semble utile de mentionner l'irritation spinale, bien que sa place ne soit, à proprement parler, marquée nulle part.

Cette **irritation spinale**, si obscure encore dans ses origines, mérite au plus haut point l'attention du praticien. Qu'elle soit confondue avec certains phénomènes hystériques, avec une maladie des enveloppes rachidiennes, ou qu'elle soit prise pour un début d'ataxie locomotrice, elle n'en est pas moins très pénible et très douloureuse; pour ce fait seul, elle se réclame de Néris. Si elle affecte la forme *rachialgique* ou irritation spinale proprement dite, le bain, et surtout le bain prolongé, amènera une détente favorable dans les douleurs, les sensations bizarres, les crampes, les spasmes, l'insomnie; si elle se montre sous la forme *neurasthénique,* le bain combiné à l'hydrothérapie froide ou thermale, suivant les indications, réveillera cette nature épuisée, affaiblie, incapable d'un travail quelconque et affligée, d'une façon parfois déplorable, dans ses fonctions génitales.

Applications communes.

Sous cette dénomination, nous comprenons une série de manifestations morbides, qui tout en étant remarquablement tributaires des eaux de Néris, peuvent cependant être justiciables des autres stations.

Cette étude comprendra les indications et contre-indications de ces maladies parallèlement à leurs applications :

Celles-ci se rapportent à trois groupes :

1° Maladies rhumatismales;

2° Maladies des femmes;

3° Dermatoses.

§ Ier. — RHUMATISMES

Il n'est peut-être pas, en pathologie, de détermination nosologique si confuse et si vaste que celle du rhumatisme. Malgré l'article de Besnier, qui nous donne, dans le Dictionnaire Encyclopédique des sciences médicales une définition si complète ou plutôt une vraie monographie de ce qu'on est convenu d'appeler le rhumatisme ; malgré le talent qu'il déploie dans cette longue énumération d'états morbides, si divers et si étendus, compris sous les noms de rhumatisme articulaire, aigu, chronique, simple, osseux, fibreux, d'arthrite noueuse ou sèche, de névralgies, viscéralgies et myalgies, etc., nous avouons encore notre impuissance à trouver, au point de vue théorique, la lumière qui nous serait nécessaire pour lier ensemble et rattacher une série de manifestations aussi étrangères et aussi dissemblables.

Nous nous contenterons d'envisager le rhumatisme dans un sens [clinique, tel qu'il se montre à nous par l'observation quotidienne et sans remonter aux causes diverses qu'on peut lui attribuer, nous examinerons ses principales modalités et surtout le terrain sur lequel il se sera développé.

Une des formes les plus connues, parce qu'elle est des plus communes, c'est le **rhumatisme articulaire.**

Le rhumatisme articulaire, encore à l'état aigu, peut-il être traité à Néris? Évidemment, non. Mais en sera-t-il de même du convalescent envoyé à Néris presque aussitôt la disparition des phénomènes d'acuité? De prime-abord, il semblerait que ce serait folie d'exposer ce malade à l'action première excitante de nos eaux. Mais, si l'on veut bien se souvenir que leur faible minéralisation et leur action sédative obtenue par des bains tempérés se prêtent merveilleusement à certaines périodes subaiguës des affections utérines, on comprendra sans peine que l'indication, dans le cas présent, peut trouver des défenseurs. En agissant avec prudence et en ayant soin de faire prendre, au début, des bains très courts et tempérés, on n'observera pas plus la fièvre thermale dans cette période que dans d'autres formes plus anciennes de la maladie. Néris compte chaque année un grand nombre de malades de cette catégorie. On ne cite aucun accident survenu à leur occasion. Les affections cardiaques et concomitantes, l'endocardite aiguë ou chronique, à moins des lésions graves des orifices ou de dégénérescences du muscle cardiaque, ne constituent pas une contre-indication formelle.

Si le rhumatisme est **chronique**, il peut se présenter sous trois aspects.

Tantôt il se manifeste dans une ou plusieurs jointures avec une fixité, une ténacité remarquables. Cette forme, justiciable des grands moyens, demande l'application de bains dont la température doit s'élever progressivement pour atteindre un certain niveau, très variable pour chaque malade, mais qu'il est utile d'apprécier et de régler. Elle demande, en outre, les bains de vapeur, soit partiels, soit généraux, quelquefois même l'application révulsive et finalement résolutive de douches fortement thermales. Il convient d'ajouter que cette forme se rencontre particulièrement chez les sujets lymphatiques ou scrofuleux; nous y reviendrons tout à l'heure en parlant de la constitution rhumatismale propre à l'individu, qui est elle-même une source d'indications et de contre-indications.

Tantôt le rhumatisme articulaire chronique se présente sous forme de douleurs vagues, variables, indéfinies. C'est là le rhumatisme ambulant. Le froid et surtout le froid humide sous l'impression la plus légère, la chaleur exagérée mettant en cause le refroidissement subit du corps, enfin toutes les conditions possibles tenant à la météorologie ou à une mauvaise hygiène, rendent un compte exact des origines les plus ordinaires de ce genre de rhumatisme. Tantôt il forme seul le tableau clinique, tantôt il alterne avec le rhumatisme musculaire, avec des arthropathies ou encore avec certaines inflammations catarrhales des muqueuses. En un mot, il reste essentiellement mobile, et semble ne pouvoir se fixer nulle part. C'est peut-être pour cette raison qu'il s'accommode si bien de nos médications combinées. Aussi est-ce en grand nombre que viennent à Néris les rhumatisants de cette classe. C'est le succès du bain d'étuves.

Tantôt enfin, il nous est donné de le traiter sous les dénominations diverses que les auteurs lui donnent, à savoir : *rhumatisme articulaire chronique, progressif, noueux, polyarthrite sèche, déformante, nodosités d'Héberden* (celles-ci tenant souvent à la goutte).

Caractérisé alors par l'envahissement successif et progressif des jointures petites ou grandes, il offre une série de lésions, de déviations et d'atrophies, qui, pour la plupart, affligent l'individu de gonflements dus à la synovie ou à la prolifération des tissus péri-articulaires, d'arthrites avec ankyloses et luxations, de contractures portant sur le système musculaire, et enfin de dégénérescences diverses, amenant bien vite l'infirmité. — Si l'affection est récente, si surtout elle s'accompagne de douleurs vives, s'il survient aisément des recrudescences inflammatoires, les sources faibles et thermales, telles que Néris, paraissent préférables aux eaux sulfurées faibles (Durand-Fardel); une ou plusieurs cures seront tentées souvent avec succès; si l'affection est de date ancienne, toute médication thermale échouera.

En somme, notre intervention est ici fort restreinte, mais si nous ne savons guérir, nous pouvons soulager. C'est à ce titre que nous réclamons ce genre de malades, surtout lorsque à leur état se joint une constitution irritable, nerveuse, et que le phénomène douleur domine la scène.

Dans les autres cas, les eaux fortes, chlorurées ou sulfureuses ou alcalines, semblent convenir davantage.

En résumé (et c'est avec l'autorité du Dr Durand-Fardel que nous affirmons ce qui suit), les eaux minérales à haute température sont formellement indiquées pour les rhumatismes. Bains, douches, étuves, tels sont les moyens dont il faut user. Ajoutons, toujours avec notre maître, que les bains de piscines conviennent mieux aux rhumatisants que les bains de baignoires, surtout quand il s'agit de rhumatismes anciens et opiniâtres.

Le **rhumatisme musculaire** tantôt fixe, tantôt mobile, s'accommode également au plus haut point de notre médication thermale. Parmi les principales formes, nous citerons : le rhumatisme des parois thoraciques (pleurodynie), du cou (torticolis), de la masse sacrolombaire (lumbago), de l'épaule (scapulodynie), ce dernier si fréquent chez les blanchisseuses et les lingères, etc.

Ici la température élevée de nos eaux rend à ces malades les plus grands services. Douches très chaudes, bains et vapeurs combinés, les débarrassent de toutes ces manifestations rhumatismales, qui ne constituent pas une maladie proprement dite, mais qui cependant causent chez leurs victimes une souffrance des plus pénibles. Une amélioration durable survient dès la première cure, si la chronicité de la maladie n'a pas amené du côté des muscles des lésions irrémédiables.

A côté du rhumatisme musculaire, nous rangerons les différentes manifestations du rhumatisme interne. Je veux parler des *viscéralgies*. On sait, en effet, que la douleur rhumatismale se porte aussi bien sur l'estomac ou les intestins, que sur l'appareil utérin ou l'appareil urinaire. Qu'elle soit la seule manifestation ou qu'elle alterne avec celles qui occupent les membres ou les différents tissus de l'organisme, par métastase ou tout autre mode, elle n'en est pas moins un fait clinique important. Si elle est quelquefois d'une interprétation difficile, elle se présente aussi d'une façon telle qu'on ne saurait nier son existence. Qui n'a pas entendu nombre de malades dire et répéter, avec raison, que leur rhumatisme s'est porté sur l'estomac, sur l'intestin?

Une jointure habituellement douloureuse cesse tout à coup de l'être; et, par contre, un organe splanchnique est pris, une angine ou une laryngite se déclare. Quelquefois enfin, ces dernières manifestations prennent définitivement leur droit de cité et constituent alors des viscéralgies rebelles, dont la nature n'est découverte que par l'étude attentive des antécédents.

C'est, en effet, sur ce point que doit porter toute l'attention du médecin et, quand il aura mis au jour la véritable cause, il sera bien près de soulager son malade, si cette cause est réellement d'ordre rhumatismal. Les eaux de Néris, sont ici spécialement indiquées, cette forme de rhumatisme étant, avant tout, d'ordre douloureux ou névralgique.

C'est ainsi que la *gastralgie* ou *l'entéralgie* à forme continue ou intermittente, des nerveux ou des chlorotiques, trouve chaque jour son application à nos eaux.

Enfin, il est un autre ordre de considérations souvent négligées, et qui au point de vue des indications tient assurément une des premières places : c'est l'étude préalable de la *constitution de l'individu atteint de rhumatisme.*

On a dit que la constitution rhumatismale présentait un type particulier : la chose est vraie. Mais, lorsque ce type aura été reconnu, il restera encore à savoir s'il est toujours identique avec lui-même, et s'il n'offre pas de variétés distinctes qui au point de vue thermal auraient une importance capitale.

Il ne suffira pas d'avoir présent à l'esprit cet admirable tableau, cette peinture vivante, ce portrait enfin que nous donne si magistralement M. Vidal et que nous nous permettrons de reproduire. « Le rhumatisant a le teint pâle; le regard peu animé; il craint le froid; sa peau est flasque, et souvent couverte d'une sueur visqueuse froide, et d'odeur fade; il est sujet à des pesanteurs de tête, des étourdissements, des vertiges, des palpitations, de l'oppression; il est peu disposé au travail intellectuel surtout; l'auscultation fournit souvent le bruit anémique; il s'enrhume facilement; la langue est souvent saburrale; il a des flatuosités, de la constipation, de la lassitude, le matin comme le soir, il est habituellement altéré... » Non assurément; il faudra chercher plus au fond de cet individu et savoir quel est le fonds même de sa constitution.

De là, en effet, une source d'indications bien distinctes les unes des autres.

Si le rhumatisme se montre chez des individus mous, lymphatiques, il présentera en général une modalité opiniâtre avec tendance à l'engorgement des tissus, et des altérations locales dans les jointures, si ce lymphatisme est poussé jusqu'à la scrofule. On pourra, à Néris, soulager et améliorer ces malades, le fait est notoire; mais nous n'aurons pas la prétention de revendiquer pour eux l'activité des eaux sulfureuses ou des eaux chlorurées sodiques fortes, si les phénomènes de scrofule sont accentués.

Au contraire, si notre rhumatisant est herpétique, dyspeptique ou névropathe (et il y en a beaucoup), Néris est indiqué formellement. Ici, en effet, nous devons éviter les eaux minérales trop actives; et, s'il nous faut proscrire les sulfurées et les chlorurées sodiques, ou au moins réduire leur champ d'application beaucoup trop vaste, il convient d'avoir recours aux eaux indéterminées telles que Néris. Leur faible minéralisation, leur thermalité graduée à volonté, et la richesse en matières organiques, les placent au premier rang. Il conviendra, en outre, d'éviter les moyens trop énergiques, de procéder suivant les effets obtenus, et, tandis que chez les gens mous et lymphatiques la vapeur et l'étuve amèneront à la périphérie une révulsion utile et nécessaire, on devra ici se contenter de douches et de bains à température douce et constante. Ce fait a toute son importance, puisque certaines eaux peu minéralisées cependant sont susceptibles d'exaspérer les douleurs rhumatismales, et, de l'aveu même qu'en fait Bertrand en parlant du Mont-Dore, sont absolument contre-indiquées « si le rhumatisme coïncide avec un état nerveux constitutionnel ou antérieur à l'affection rhumatismale ». Un de ceux à qui revient l'honneur d'avoir le mieux indiqué ces modes d'administration, c'est assurément Boirot-Desserviers, qui, dans une série d'intéressantes observations, nous montre si bien élucidée cette importante question de pratique.

Que dirai-je de la **goutte** ou du **rhumatisme goutteux?** Si l'on entend par rhumatisme goutteux, comme beaucoup, le rhumatisme articulaire chronique, nos eaux sont indiquées et, de plus, efficaces.

Si, au contraire, on donne à ce terme sa vraie signification, on ne saurait prétendre amender en quoi que ce fût le vice constitutionnel ou diathésique qui domine la scène. Des eaux plus alcalines ou des eaux plus fortement minéralisées conviendront, en pareil cas, la médication altérante faisant en somme tous les frais du traitement. Disons cependant que chaque été nous voyons à Néris un certain nombre de goutteux qui viennent plusieurs années de suite à nos eaux leur demander le soulagement qu'ils ont obtenu une première fois. Lorsque le rhumatisme goutteux, en effet, est compliqué de violents accès de douleurs, de névralgies et surtout d'un état névrotique, nos eaux produisent des résultats fort encourageants. Aussi, l'un de nos confrères va-t-il jusqu'à prétendre que c'est peut-être à tort que les goutteux ne viennent pas à Néris. Il affirme avoir observé des cas réellement extraordinaires, qui avaient dépassé même toutes les espérances. Ce qu'il y a de certain (et c'est là un fait physiologique important), c'est que nombre de malades subissent dès les premiers bains une véritable crise urique ; les proportions de sable rouge évacué notées par tous les observateurs sont, en effet, considérables, et l'on voit, en même temps, une diminution des tophus. Notons, en outre, l'apparition de sueurs profondes qui, évidemment, ne sont pas sans importance dans l'amélioration des arthritiques ou goutteux.

§ II. — MALADIES DES FEMMES

« Lorsque les praticiens seront plus familiarisés avec l'application des eaux minérales au traitement des maladies de matrice, nous dit Durand-Fardel, l'art se trouvera beaucoup moins désarmé qu'il ne l'est aujourd'hui, vis-à-vis de tout un ordre de faits pathologiques aussi communs et aussi considérables. »

C'est qu'en effet la fréquence de ces maladies et

leur ténacité aux agents ordinaires de la thérapeutique s'imposent de plus en plus à l'observation, et de celle-ci naît le besoin fatal d'une application plus judicieuse du traitement hydrominéral à ce genre d'affections.

Et, d'abord, convient-il, comme le prétendent certains gynécologues, de mettre en première ligne la constitution individuelle ou l'état diathésique et de reléguer au second plan la manifestation locale? En un mot, celle-ci est-elle sous la simple dépendance de celle-là, ou ne doit-on voir dans la juxtaposition de l'une et de l'autre qu'un pur hasard, qu'une fortuite coïncidence? Si nous devions tirer quelque profit de cette étude purement théorique, nous pourrions l'entreprendre; mais, comme nous risquerions fort de ne pas trouver un terrain neutre pour la réconciliation des adversaires de ces deux théories, nous préférons tout simplement abandonner le problème et baser notre étude sur une consciencieuse observation des faits, tout en admettant, au point de vue thermal, qu'il importe de combattre, à la fois ou successivement, la maladie et l'état diathésique concomitant, lorsque les deux notions sont absolument établies.

M. Martineau, dans son traité si remarquable sur les affections de l'utérus, traite avec beaucoup de détails de leurs indications aux eaux thermales; et l'exposition qu'il nous en donne s'adresse surtout à leur cercle d'application. C'est ainsi qu'il écrit : « Les affections utérines susceptibles d'être modifiées, guéries même, par un traitement minéral et thermal, sont d'abord celles qui consistent dans une inflammation chronique de l'utérus (métrites chroniques), du corps ou du col, de la muqueuse ou des tissus;

dans les lésions inflammatoires des annexes (ovaire, péritoine). Sont aussi justiciables de cette thérapeutique précieuse, quelques lésions qui peuvent n'avoir aucune relation avec l'inflammation, mais qui le plus souvent sont en rapport direct avec elle et résultent du changement qu'elle fait subir à la structure de l'organe, aux rapports normaux qu'elle modifie avec les organes voisins, je veux parler des déplacements de l'utérus. Il en est de même de certains troubles fonctionnels, tels que l'aménorrhée, la dysménorrhée, la stérilité. Cette dernière, du reste, n'est souvent que la conséquence d'une lésion inflammatoire du corps, et surtout du col : elle disparaît avec celle-ci. »

En ajoutant à cette description les troubles nerveux si remarquables dont s'accompagnent souvent les affections utérines, nous aurons devant les yeux la gamme de toutes les applications des eaux de Néris dans la pathologie utérine. Nous examinerons donc successivement les affections de l'organe, les lésions des annexes, les troubles de l'innervation qu'elles causent, et enfin les désordres fonctionnels dont elles sont souvent la conséquence.

Métrites chroniques.

Sous ce terme, on entend généralement le catarrhe utérin, l'engorgement, les ulcérations et granulations du col, que ces lésions soient combinées ou que l'une d'elles forme la dominante. Certains auteurs distinguent, en outre, l'hypertrophie, l'induration, la forme muqueuse et la forme parenchymateuse. Ce sont là autant de variétés que d'autres, au contraire, réunissent en un syndrôme qui n'est, en fait, que la *métrite chronique*. Mais, au point de vue pratique, la question se simplifie et les indications se tirent surtout des trois éléments suivants : l'élément diathésique ou constitutionnel, l'élément congestif et l'élément nerveux.

Élément diathésique. — L'on observe, surtout à Néris, comme diathèses ou constitutions spéciales coïncidant avec la métrite chronique ou la compliquant à un titre quelconque, le rhumatisme, la goutte, l'herpétisme et la chlorose.

Chez les rhumatisants, la cure est remarquable. Chaque année ramène un grand nombre de métrites de cette catégorie ; tantôt ce sont des malades envoyés pour tout autre motif qui, sur place, se décident à profiter de la cure spéciale; tantôt ce sont des malades atteintes de métrites anciennes, le plus souvent causées par des accouchements répétés. Les unes comme les autres se trouvent très bien de nos eaux.

Quand la goutte, au contraire, paraît dominer la lésion locale, ou tout au moins se manifeste par une tendance hémorrhagique, il va de soi que l'indication est ailleurs.

Il en sera de même pour la métrite compliquée de diathèse herpétique.

Aurons-nous plus de succès lorsque la chlorose constituera la complication principale de la métrite? De prime-abord, il semblerait que les eaux ferrugineuses, remontantes, excitantes à un certain degré, deviennent indispensables. C'est une erreur dont Néris a fait justice. L'expérience, en effet, prouve, sans l'expliquer, que notre traitement hydriatique, sagement appliqué, agit sur la nutrition comme un reconstituant de premier ordre.

Quant à ces métrites développées chez les syphilitiques, chez les scrofuleux et les tuberculeux, et qui ne sont, en somme, que la manifestation d'une diathèse particulièrement grave, elles ne sauraient trouver ici quelques chances d'amélioration ; à d'autres eaux le soin de leur cure.

Élément congestif. — D'une façon générale, la métrite à forme congestive, hémorrhagique, ne relève pas plus de Néris que des autres stations. Il est bien entendu que je n'entends pas parler ici de cet état subaigu de certaines phlegmasies chroniques, qui est le propre de quelques métrites. Sous l'influence de causes souvent obscures, en effet, on les voit passer tout à coup par une phase congestive hypérémique ; ce sont là de véritables coups de fouet, bien connus des praticiens, qui ne contre-indiquent nullement les eaux de Néris.

Élément nerveux. — Enfin l'élément nerveux ou névropathique peut dominer la scène utérine : douleurs violentes, irradiant en tous sens, névralgies persistantes, état d'hystéricisme même. C'est alors que nos eaux trouvent spécialement leur raison d'être ; des faits nombreux, des observations détaillées proclament hautement leur supériorité d'action. En effet, que l'état nerveux ou que l'état utérin soient égaux dans l'intensité de leurs manifestations ou que l'un domine l'autre, au point par exemple de constituer un état diathésique, Néris répond admirablement à cette double indication.

Dans la métrite, l'application du traitement est chose grave. Durand-Fardel nous dit lui-même que rien n'est plus propre à exaspérer l'état névropathique des utérins, qu'une médication mal appropriée ou mal appliquée.

A Néris, le bain constitue le mode thérapeutique essentiel des affections de la matrice. Il sera d'une température modérée chez la plupart, chez les nerveux en particulier. Cette température sera élevée, lorsqu'il s'agira de stimuler des organes atones, de réagir contre certains tempéraments. En général, il convient d'être sobre de ces thermalités excessives, et il faut s'en tenir aux bains frais, mais courts, aux bains tempérés, mais prolongés.

Les douches sur les membres éloignés du mal seront résulsives; et, à moins d'indication particulière, la douche sur le col, si en honneur autrefois, sera remplacée par une irrigation dans le bain. De cette façon, la période d'excitation, si elle arrive, sera atténuée grandement. On use également de la douche en arrosoir sur l'abdomen.

En face d'une lésion interne des organes utérins, il est une question sur laquelle les avis semblent partagés. Devra-t-on user, en même temps, de la cure thermale et des moyens thérapeutiques ordinaires? Pour nous, notre règle absolue est la suivante : réagir contre cette manie opératoire, si à la mode de nos jours et si funeste, qui tend à substituer au médecin ordinaire son collègue des eaux, à qui a été confié tel ou tel malade, non pour un traitement médical ou chirurgical quelconque, mais seulement pour un traitement thermal. Aussi, à moins d'indications précises ou urgentes, croyons-nous de notre devoir de nous abstenir de toute intervention active et de nous en remettre, pour le plus grand bien de nos malades, aux forces bien suffisantes de nos eaux. Si sur ce point nous semblons être en désaccord avec quelques-uns de nos collègues, nous conclurons, avec Durand-Fardel, que l'action substitutive des cautérisations, par exemple, produira, s'il y a lieu, des effets plus définis et plus assurés à la suite de la cure thermale, lorsque le système général et les tissus auront été plus profondément modifiés.

Enfin, pour résumer cette étude des indications de la métrite chronique, il convient de dire que si les eaux fortes, sulfurées, chlorurées et bicarbonatées s'adressent spécialement aux catarrhes, engorgements et indurations des femmes lymphatiques et scrofuleuses, Néris atténue et calme l'état congestif, inflammatoire, ou nerveux de l'appareil utérin, tout en ayant une action reconstituante sur l'ensemble de la nutrition.

Lésions des annexes.

La métrite peut exister seule ou accompagnée de lésions inflammatoires intéressant les annexes de l'utérus. C'est ainsi que les métrites s'accompagnent souvent d'ovarite, de pelvi-péritonite, de phlegmon péri-utérin, etc.

Quelquefois, mais rarement, ces dernières affections s'offrent isolément. Comme il est souvent difficile de savoir quel est des deux le *primum movens,* le traitement qui leur est appliqué s'adresse principalement à l'affection utérine. Celle-ci améliorée ou guérie, il n'est pas rare de voir les autres s'amender rapidement. C'est ainsi qu'on s'explique le nombre de malades qui viennent à Néris pour des lésions pelviennes ou des déviations de l'utérus. On sait, en effet, que ces dernières proviennent le plus souvent de phlegmasies utérines ou péri-utérines anciennes, traitées intempestivement ou négligées complètement. Les douleurs qui en résultent, et les phénomènes de langueur, de dénutrition qui les accompagnent, sont souvent pour les malades le seul signe sur lequel ils s'appuient pour demander l'intervention médicale.

La régression de la lésion utérine obtenue, les phénomènes de voisinage sont vite améliorés, tant par l'usage des bains que par celui des douches ascendantes, données suivant le mode préconisé par le Dr Caulet, à Saint-Sauveur. Il est toutefois une règle que doit s'imposer tout médecin en face de certaines complications péritonéales, telles que la pelvi-péritonite, le phlegmon des ligaments, etc., c'est la prudence la plus grande dans les moyens hydrothermaux.

D'abord, on doit éviter la poussée inflammatoire que tout traitement hâtif et précipité ne manquerait pas d'apporter. On sait combien est dangereuse la moindre inflammation de la séreuse péritonéale. Plus tard, quand l'accoutumance est faite, que la recrudescence n'est plus à redouter, on peut user d'une méthode plus résolutive et employer soit l'hydrothérapie froide, soit l'hydrothérapie thermale.

Ce que je viens de dire du péritoine péri-utérin s'applique également au péritoine vésical. La cystite qui complique, en effet, si souvent les affections utérines et qui se révèle presque toujours par des douleurs névralgiques très intenses et très pénibles, est justiciable du traitement par nos eaux, à la condition que la même prudence soit observée.

Troubles de l'innervation utérine ou névroses.

Rarement primitives, et presque toujours liées à quelque affection éloignée des organes génitaux, ces névroses attirent l'attention par la bizarrerie et la violence des phénomènes douloureux qu'elles présentent. Celles que l'on observe généralement à Néris sont les névralgies, l'hyperesthésie vulvaire ou vaginisme, le prurit vulvaire, la nymphomanie.

Névralgies d'ordre utérin. — Ces névralgies sont très fréquentes et se rencontrent à un degré plus ou moins violent dans presque toutes les lésions utérines ou péri-utérines. Qu'elles soient lombo-abdominales, avec point lombaire et iliaque, point abdominal ou hypogastrique, point inguinal ou scrotal; qu'elles soient crurales avec anesthésie ou hyperesthésie dans le domaine du nerf, avec marche difficile ou impossible, avec troubles vasomoteurs ou trophiques; qu'elles intéressent le plexus coccygien, résultant alors le plus ordinairement d'accouchements difficiles ou n'étant qu'un symptôme bizarre de l'hystérie, toutes ces névralgies trouvent à nos eaux le remède qu'elles désirent et que souvent elles ont vainement cherché ailleurs. Leur point de départ est tantôt l'ovaire, tantôt l'utérus, tantôt le péritoine enflammé ou infiltré; tantôt, enfin, la névralgie est idiopathique; mais le cas est rare.

Ici, le traitement tire surtout son indication de la

douleur et de son intensité, plutôt que de la variété clinique de la névralgie. Le Dr de Ranse cite, dans un travail sur Néris, une foule d'exemples de ces névralgies guéries sans retour ; et à propos d'un cas idiopathique, il nous rapporte le fait d'une personne atteinte de névralgie s'étendant à tous les viscères pelviens, sans qu'il fût possible de localiser la douleur et de lui trouver une origine phlegmasique quelconque. Tout jusqu'aux moxas avait été mis en œuvre et sans succès. Après deux cures, elle partait guérie radicalement. De Laurès et Bonnet de Malherbe citent à leur tour une foule d'exemples du même ordre, chez lesquels l'aquapuncture avait produit les résultats les plus satisfaisants.

En un mot toutes ces affections, « dont on ne meurt pas, mais dont on souffre toujours », relèvent complètement de notre médication hydrominérale.

Vaginisme. — Certains auteurs font entrer dans la description du vaginisme celle de l'hyperesthésie de la vulve. Gosselin, en 1873, a soutenu hautement la nécessité de confondre ces deux affections dans un même type. Cependant, il en est d'autres qui veulent voir là deux modalités différentes. Au point de vue thermal, je ne crois pas utile d'insister sur cette question de théorie.

L'étude du vaginisme, ou contracture spasmodique du vagin, n'est pas nouvelle. Elle a suscité des opinions bien diverses, qui expliquent par suite les différents moyens tentés pour la guérir. C'est ainsi qu'on a proposé la dilatation, telle qu'elle est appliquée au sphincter anal, lente, progressive ou forcée. On n'a pas reculé devant les opérations sanglantes, et Marion Sims, qui décrit le vaginisme

« comme une hyperesthésie excessive de l'hymen et de la vulve, associée à une contraction spasmodique et involontaire du sphincter », n'hésite pas à enlever l'hymen et l'anneau vulvaire, à inciser l'orifice vaginal et finalement à le dilater. D'autres recourent tout simplement aux antispasmodiques seuls ou combinés avec la dilatation.

C'est, à coup sûr, en combattant l'hyperesthésie, que celle-ci soit le point de départ ou la conséquence du spasme, que les eaux de Néris sont particulièrement indiquées. « C'est lorsque l'éréthisme nerveux prend la forme hyperesthésique », dit Fonssagrives, que notre médication thermale enregistre le plus de succès. Et, dans le cas présent, on ne peut nier que l'usage des bains prolongés et des moyens locaux soit de la plus haute valeur. Des exemples remarquables ont été cités sur cette application spéciale...

Prurit génital ou vulvaire. — Le prurit est de toutes les modifications de la sensibilité cutanée le plus fréquent, le plus importun peut-être et, sans aucun doute, le plus difficile à guérir. La preuve en est dans la multiplicité des moyens mis en œuvre pour le combattre.

Le prurit vulvaire en particulier apparaît surtout aux périodes de la grossesse ou de la ménopause. C'est alors qu'il devient un désordre de la plus haute gravité par les douleurs qu'il occasionne, par l'insomnie qu'il provoque et par le désespoir qu'il cause bien souvent. Un médecin distingué, dont nous avons oublié le nom, publiait jadis l'observation d'une malheureuse femme en proie à cette terrible infirmité qui avorta huit fois de suite. Ce fait est peut-être exceptionnel, mais il n'en témoigne pas moins du supplice qu'endurent certaines femmes.

Si le prurit est provoqué par une leucorrhée abondante et de mauvaise nature, provenant elle-même de lésions du col ou de l'utérus, il conviendra de viser spécialement la maladie utérine. Si au contraire le prurit est essentiel, et alors il sera tenace, il faudra diriger sur lui tout l'arsenal de la médication si complète dont nous jouissons, et, comme la précédente, on verra cette infirmité s'améliorer rapidement sous l'influence du traitement thermal.

Troubles fonctionnels.

Nymphomanie. — Je ne dirai qu'un mot de cette affection également rebelle à beaucoup de moyens thérapeutiques, et je renverrai le lecteur à l'affection générale, c'est-à-dire à l'hystérie dont elle n'est qu'une variété ou un épiphénomène.

Aménorrhée. — Raciborski, dans son remarquable ouvrage : *De la puberté et de l'âge critique chez la femme, au point de vue physiologique, hygiénique et médical,* rattache les aménorrhées à deux grandes causes, celles dues à la pléthore, celles dues à la surexcitation nerveuse.

Tandis que *l'aménorrhée pléthorique,* accusée par les symptômes habituels de la pléthore auxquels viennent se joindre des signes de congestion utérine, réclame, suivant Siredey et Martin-Damourette, la formule alcaline, c'est-à-dire les eaux fortement alcalines, — *l'aménorrhée nerveuse,* au contraire, réclame l'application des eaux sédatives à faible minéralisation.

Celle-ci, en effet, est due à un état d'éréthisme nerveux général, qui s'annonce par des coliques abdominales, des douleurs de rein, des tiraillements dans les aines et les membres pelviens, accompagnés quelquefois de migraines, de vomissements, d'agitation, voire même d'attaques de nerfs, tous, phénomènes qui retirent de Néris un bénéfice des plus grands.

Il va sans dire que si l'aménorrhée est liée à la *scro-ule*, ou à la *tuberculose*, c'est à d'autres médications qu'il faut s'adresser.

Dysménorrhée. — On peut, au point de vue de la clinique thermale, diviser les dysménorrhées en trois variétés différentes : la dysménorrhée liée à quelque état diathésique constitutionnel, la dysménorrhée congestive ou hémorrhagique, enfin la dysménorrhée spasmodique.

Ces différentes variétés se rencontrent aussi bien à la ménopause, à la puberté et durant le cours de la vie utérine, qu'elles soient primitives ou liées à quelque altération des organes génitaux.

La *dysménorrhée diathésique* ou constitutionnelle relève particulièrement des diathèses ou cachexies qui sont susceptibles de la produire. L'indication sera donc ici absolument en dehors de cause, pour Néris.

La *dysménorrhée congestive, hémorrhagique* ou *aménorrhéique*, à moins de complications hystériformes, est ici une contre-indication formelle.

La *dysménorrhée nerveuse ou spasmodique* s'adapte au contraire admirablement à nos eaux : constituée par le caractère douloureux du molimen menstruel, la fragilité des règles, qu'un rien arrête ou supprime, elle réclame un traitement sédatif et anti-spasmodique. Celui-ci variera évidemment si la dysménorrhée est essentielle ou symptomatique, — survenue chez une jeune femme ou chez une femme à son âge critique. De Laurès a signalé d'excellents résultats dans les dysménorrhées douloureuses.

Stérilité. — Certain public croit volontiers à la valeur de certaines eaux, comme fécondantes. Aussi voit-on, chaque année, nombre de femmes demander aux stations en renom le remède final à leur stérilité. Cette assertion s'est doublée d'un semblant de vérité par le fait d'un grand nombre de conceptions survenues après une cure thermale. La faculté procréatrice des eaux n'existe pas, comme bien on pense; et l'on ne doit chercher la cause de ce phénomène bien connu et bien commun aujourd'hui, que dans la seule propriété que possèdent les eaux de guérir ou d'améliorer les affections utérines qui, en dehors des vices de formation, constituent, la plupart du temps, les seuls obstacles à la fécondation.

C'est ce qui explique le nombre des malades de cette catégorie qui viennent à Néris. Presque toutes celles, en effet, qui sont stériles, sont affligées d'une affection quelconque des organes de la procréation; et c'est en dirigeant notre traitement sur les lésions utérines entretenant parfois les déviations et les déplacements, que nous arrivons, comme bien d'autres stations sœurs, à guérir la stérilité.

§ III. — DERMATOSES

De Laurès, en 1869, appelait d'une façon particulière toute l'attention des praticiens sur la médication *encore* inconnue des eaux de Néris dans certaines maladies de la peau, et il prônait ses bienfaits vis-à-vis de l'*eczéma*, du *lichen*, du *prurigo*, de *l'urticaire*, l'*intertrigo*, du prurit vulvaire, des ulcères, etc...

Malheureusement, son appel n'a guère été compris. Et pourtant on ne saurait nier l'influence de la balnéation nérisienne dans certaines dermatoses.

Nous allons, en quelques lignes, résumer ces principales indications :

Tout d'abord, il faut l'avouer, l'envoi d'un malade atteint d'une affection quelconque de la peau, commande de suite un problème de pathogénie.

Mais là encore, nous courrions grand risque de nous égarer avec les dermatologistes actuels dans un des domaines peut-être les moins connus de la science médicale. Qu'il nous suffise de connaître trois choses :

1° L'état irritatif ou torpide de l'affection cutanée;

2° La constitution du sujet porteur de la lésion locale;

3° Enfin, l'opportunité de ce genre de cure.

État actuel de lésion cutanée. — L'état irritatif de certaines dermatoses, telles que l'eczéma, peut être primitif : dans ce cas, il convient de s'abstenir des eaux minérales, même les plus faibles. Mais, parfois, et c'est le cas le plus fréquent, la dermatose est sujette à des poussées aiguës.

Doit-on conseiller le traitement à ces périodes d'exacerbation? Ici, tous les auteurs conseillent une abstention absolue. Une exception cependant pourrait être faite il me semble, en faveur de Néris. Des exemples nombreux justifient notre assertion : on y traite, en effet, avec succès, certaines dermatoses humides; or, on sait que celles-ci sont presque toujours irritables, et spécialement irritées par l'intervention des autres eaux minérales, auxquelles on accorde un pouvoir plus intime dans la guérison des affections cutanées.

Au contraire, les dermatoses appelées sèches, conservant plus facilement un certain caractère de torpidité, deviennent réellement tributaires des stations thermales. On doit faire cependant une exception pour les variétés prurigineuses, qui revêtent si facilement un caractère congestif. Mais, l'eau de Néris, tempérant cette action, on trouve dans cette condition d'état aigu un des plus sûrs garants du résultat final.

Constitution du sujet.— En dehors de ces conditions locales, il convient de tenir un très grand compte de la constitution individuelle des malades atteints de dermatoses. C'est ainsi que l'on classe, en général, les dermatoses, sous les dénominations variées de scrofulides, herpétides, arthritides, syphilides. « Il est peut-être banal, écrit Durand-Fardel, de dire qu'il ne faut jamais négliger ces conditions constitutionnelles; mais j'y insiste, parce qu'il n'est peut-être aucun sujet où elles offrent autant d'importance qu'ici. »

C'est ainsi qu'aux lymphatiques ou scrofuleux s'adressent de préférence les sulfurées et les chlorurées; aux syphilitiques, les deux variétés réunies; aux arthritiques, les bicarbonatées, etc. Mais là, c'est une règle générale, et, dans l'application, mille distinctions sont à faire.

Tel arthritique, syphilitique, ou herpétique, présentera en même temps un autre cachet : il sera névrosique ou nerveux, pléthorique ou anémique. Ce sont là autant d'indications complexes, que seul, le jugement du praticien ou l'observation de chaque jour arrivent à préciser.

C'est ainsi que l'expérience nous apprend que les eaux indéterminées, comme Néris, conviennent parfaitement aux scrofuleux irritables, prédisposés à des exacerbations fréquentes, avec poussées eczémateuses ou pustuleuses, laissant souvent à nu un derme rouge, gonflé, congestionné.

Il en sera de même de ces arthritides primitives ou liées à la goutte, ou encore évoluant chez les anémiques et les nerveux.

Notre éminent collègue, Durand-Fardel, nous montre les avantages que ces dermatoses tireront des eaux indéterminées telles que Néris. Cette action, d'après lui, s'expliquerait dans la part hypothétique, il est vrai, mais supposable, qui peut revenir au système nerveux dans la production des affections cutanées.

Parmi les arthritides que nous soignons à Néris, relevons l'*acné punctata* ou *indurata* si souvent voisin du rhumatisme, le *prurigo*, l'*intertrigo*, dont les phénomènes si tenaces de prurit disparaissent avec une rapidité surprenante.

En un mot, l'indication principale se résume dans l'irritabilité de la lésion et de celui qui la supporte.

Avant de clore ce chapitre, nous dirons que dans le traitement des dermatoses la température joue un très grand rôle. Hardy nous déclare que, si dans l'eczéma congestif ou à poussées les eaux faibles sont indiquées, la température des bains doit être peu élevée, sinon « elles augmenteraient sensiblement l'intensité, l'étendue et la durée de l'affection ». Aussi, nous nous hâterons de conclure que dans les dermatoses à forme excitable (eczéma, impétigo, favus), il conviendra d'user de bains frais ou tempérés; dans les formes sèches, invétérées, de bains plus chauds, d'étuves, quelquefois d'applications de conferves, de frictions, etc...

Astrié nous dit être partisan, dans ce genre de dermatoses, de la médication par les étuves; et Bona nous parle avec enthousiasme des succès qu'il obtient à Evaux, une sœur de Néris, avec des bains s'élevant à 40 degrés.

Encore une fois, si la forme humide ou sèche tient une grande place dans les indications, il faut aussi et surtout se préoccuper du tempérament de l'individu et de son degré d'excitabilité.

Applications secondaires ou accessoires.

Les applications dont il va être parlé paraîtront peut-être à certains esprits tellement accessoires ou secondaires, que la lecture de ce chapitre pourra inflammatoires péritonéaux à la suite d'un chute sur leur sembler superflue. Et, cependant, l'exposition des indications qui vont suivre a son importance : à Néris, et dans le département surtout, on en connaît la valeur pour l'avoir expérimentée et consacrée par la clinique.

Cette étude sommaire portera sur ces deux faits principaux :

1° Traumatismes et leurs suites;

2° Plaies et brûlures.

§ Ier. — TRAUMATISMES ET LEURS SUITES

Tous les médecins qui se sont succédé à Néris ont successivement remarqué les bénéfices que certains blessés retiraient de nos eaux.

C'est ainsi qu'à la suite de traumatismes accidentels ou opératoires surviennent des lésions nerveuses par compression ou par inflammation. On a remarqué (et de Laurès cite plusieurs observations de ce genre) que les phénomènes douloureux cédaient assez rapidement à notre traitement thermo-minéral. Certains amputés souffrant du membre qu'ils n'ont plus, selon leur expression, se sont également trouvés améliorés d'une cure à Néris.

Les contusions anciennes, les luxations, les fractures ayant occasionné des névralgies rebelles, des roideurs ou des engorgements, trouvent ici leurs indications. Les frictions de conferves, la thermalité des bains et le massage forment la base de la médication.

De Ranse nous cite tout au long l'observation très intéressante d'un jeune enfant victime de troubles la région sacrée, qui vit, en vingt-cinq jours, disparaître toute sensibilité du côté du ventre, alors que le traitement médical ordinaire avait échoué !

§ II. — PLAIES, BRULURES

La renommée de Néris, dans la cicatrisation des plaies et des brûlures, ne date pas d'hier. Cette propriété remarquable était connue longtemps avant la découverte du *fluor* dans ses eaux. On sait, en effet, que le fluor y est en assez grandes proportions, et il est permis de lui attribuer une certaine part dans la production de ce phénomène. Toujours est-il que les gens du pays et les médecins des environs en usent comme d'un moyen curatif, dans les plaies de mauvaise nature, les ulcères, les brûlures, etc. De Laurès, qui n'était susceptible que de l'enthousiasme scientifique, appliquait souvent le traitement de Néris aux malades de son hôpital ou du pays, atteints de ces diverses affections et en retirait les plus grands succès. Il usait alors du bain prolongé, et c'est celui qu'il appliqua à un ouvrier des mines de Commentry dont le corps était entièrement brûlé. Le fait n'est pas seul, et chaque médecin de la station peut constater par lui-même les cas assez nombreux de plaies, d'ulcères, de brûlures, améliorés par ce moyen beaucoup plus vite et plus sûrement que par les moyens ordinaires de la thérapeutique. C'est ainsi que des ulcères variqueux, des adénites suppurées, des plaies consécutives à des coups de feu, des brûlures à tous les degrés sont justiciables du traitement balnéaire par les eaux de Néris. Les médecins du département le savent, et, au besoin, ils n'hésitent pas à employer une méthode aussi sûre qu'elle est rapide.

CHAPITRE VI

Contre-indications de l'usage des eaux de Néris.

Deux cas peuvent se présenter : ou le malade ne consulte pas son médecin sur le choix de la station, ou il le consulte.

S'il ne le consulte pas (et on ne peut nier que de nos jours le fait est fréquent), toute la responsabilité du traitement retombe évidemment sur son auteur. Des accidents nombreux surviennent plus souvent qu'on ne le suppose, car les victimes sont loin de se vanter de leurs imprudences; et, comme de nos jours, chacun prétend savoir *un peu* de médecine (ce qui est très dangereux), on se passe des conseils du médecin consultant, par cette raison si fausse et si répandue que le même traitement thermal peut s'appliquer à tous les individus affectés des mêmes maladies.

Si simples, cependant, que paraissent les différents modes d'administration de nos eaux, il ne faut pas croire que leur application pure et simple constitue tout le traitement hydriatique. Bien au contraire, et sur ce point nous entendions dernièrement encore un de nos maîtres en hydrologie, le Dr Sénac, de Vichy, soutenir cette thèse : qu'il est nécessaire pour chaque malade de s'entourer d'une direction médicale. Boire de l'eau, se baigner, prendre une douche froide, écossaise ou thermale, tout cela n'est pas une banalité; la maladie varie d'un sujet à l'autre, et le sujet lui-même, un vieil habitué peut-être, aura subi dans sa constitution ou dans la forme de sa maladie telle ou telle modification importante dont il faudra tenir un grand compte dans le traitement à suivre.

. . . .

La seconde hypothèse est la suivante : le médecin est consulté sur le choix de la station. — S'il conseille telle ou telle eau minérale, il doit, comme le médecin qui l'appliquera, connaître les effets heureux ou nocifs qu'elle peut produire. Tous les deux, dans cette adaptation spéciale, engagent leur responsabilité.

Aussi, dirons-nous en quelques mots quelles sont les *contre-indications générales* à l'emploi des eaux de Néris, renvoyant pour les *contre-indications spéciales* aux chapitres traitant des maladies passées en revue dans ce travail.

Cet exposé, très sommaire, ne saurait être complet et absolument dépourvu d'exceptions. Mais on peut dire, ici encore, que les exceptions confirment la règle :

1° Les maladies aiguës, avec ou sans fièvre, ne sont pas plus justiciables de Néris que des autres stations thermales. C'est ainsi que les affections de la moelle à l'état aigu, le rhumatisme articulaire aigu, les périodes d'acuité de la goutte ou des affections utérines, etc..., contre-indiquent absolument l'emploi de nos eaux ;

2° Les congestions d'ordre actif et les hémorrhagies constituent, dans les lésions de la moelle, des enveloppes et dans les affections utérines une contre-indication des plus franches. Quant aux congestions passives, elles sont parfois si intimement liées aux maladies chroniques que le traitement minéral et l'hydrothérapie combinés leur font, du même coup, subir les modifications les plus heureuses ;

3° Quant aux accidents aigus survenus dans le cours des affections chroniques, ils relèvent jusqu'à un certain point de notre traitement hydriatique. Nous avons démontré, en effet, que certaines maladies soit rhumatismales, soit utérines, soit cutanées à poussées aiguës ou à recrudescences successives, se trouvaient admirablement d'une médication prudente et raisonnée. Celle-ci constitue, même dans l'opinion de certains de nos confrères qui nous adressent des malades, comme un trait d'union remarquablement favorable entre le traitement par les moyens médicaux et le traitement par des eaux plus excitantes et plus minéralisées ;

4° Nos eaux sont encore contre-indiquées chez les phthisiques, les cancéreux, etc., en un mot dans toute maladie chronique arrivée à un point tel que l'action même modérée d'une eau thermale ne peut avoir qu'une influence fâcheuse sur l'issue de la maladie. Il en sera de même quand une lésion rénale, brightique, diabétique ou autre, viendra compliquer une maladie qui serait cependant tributaire des eaux de Néris. C'est ainsi que cette année il nous est arrivé de renvoyer deux personnes : l'une rhumatisante et atteinte de cirrhose hypertrophique, l'autre de néphrite parenchymateuse liée également au rhumatisme. On ne saurait, en pareil cas, être trop circonspect;

5° Les maladies du cœur sont très fréquentes, comme on le sait, chez les rhumatisants; aussi, chaque année, pouvons-nous observer toutes les variétés possibles d'endocardites, jusqu'à certaines lésions du muscle cardiaque.

En général, les cardiaques se trouvent bien de leur traitement à Néris, et au point de vue de leur maladie primitive, et au point de vue de l'affection secondaire. Mais il convient d'être sobre de température élevée, de bains de vapeur et d'étuves, et de leur administrer plutôt la médication tempérée.

Quant aux lésions organiques du muscle et à ses dégénérescences, ainsi qu'aux maladies des gros vaisseaux, la contre-indication est absolue;

6° La grande faiblesse des malades doit-elle être un obstacle au traitement par les eaux de Néris? De prime-abord, l'idée de sédation amenant celle de dépression, on conclut volontiers à l'affirmative. Cependant, les faits nous prouvent le contraire. La plupart des affaiblis, des épuisés, dont le système nerveux ou la constitution névropathique réclame la cure, se trouvent remontés, tonifiés. Cette action secondaire ne s'explique guère, mais elle est constante et c'est à elle que nombre d'anémiques et de chlorotiques nerveux doivent leur résurrection.

Durand-Fardel, au sujet de *l'action reconstituante* des eaux indéterminées, s'exprime du reste ainsi : « Ce qu'il y a de plus frappant, c'est la tolérance de l'économie pour des traitements qui sembleraient devoir entraîner une débilitation notable, et que suit plutôt un certain degré de restauration des forces. C'est ainsi que des bains tièdes, multipliés et prolongés bien au-delà des mesures ordinaires près des eaux de Néris, par exemple, sont parfois tolérés par des sujets affaiblis, dépourvus en apparence de réaction et qui ne peuvent que difficilement supporter la balnéation ordinaire. Ici, nous ne rencontrons cependant aucune condition médicamenteuse qui puisse rendre compte de pareils effets » ;

7° Une dernière contre-indication, qui, pour quelques esprits n'en est jamais une, et qui cependant a sa valeur, est celle-ci : l'usage des eaux minérales doit être considéré comme inapproprié et même nuisible aux individus bien portants. C'est un fait connu et souvent constaté par les médecins des villes thermales. Bien des personnes, au contraire, ne partagent pas cet avis, et se livrent parfois sans discernement aux nombreuses médications de la station où elles se trouvent, à un titre quelconque, mais non à celui de malades.

Ce phénomène, inexpliqué peut-être, trouve sa confirmation dans le fait physiologique suivant, savoir : qu'il suffit souvent du moindre dérangement de la santé, fatigue physique ou intellectuelle, convalescence, etc..., pour tolérer avec utilité une eau appropriée que l'on n'aurait pu supporter à l'état normal.

Telles sont les principales contre-indications aux eaux de Néris.

Les contre-indications *spéciales* ont été examinées au chapitre des maladies traitées; nous prions le lecteur de s'y reporter.

CHAPITRE VII

Opportunité.—Grossesse.—Menstruation.

Opportunité.

Cette question de *l'opportunité* dont quelques-uns ne se doutent même pas, tant est banal l'usage des eaux, mérite cependant toute notre attention. Les erreurs ici, comme en thérapeutique ordinaire, sont aussi funestes, même plus funestes.

Il convient donc d'apporter toute l'attention possible à cette grave question. D'elle, en effet, dépend le succès d'une cure, comme elle est la cause presque constante des résultats stériles.

Cependant, cette opportunité, plutôt une affaire de tact médical que de règle absolue, devient parfois un problème. Tel malade envoyé, après mûre et sérieuse consultation, à telle ou telle station n'en retire aucun bénéfice ; quelquefois même, le résultat est fâcheux. On dit alors qu'il n'est pas tolérant, c'est-à-dire qu'il n'a pas la *tolérance* de l'eau minérale, comme chaque jour, en médecine ordinaire, on trouve des personnes réfractaires ou intolérantes pour tel ou tel médicament. Pouvait-on le prévoir ? Évidemment, la question est embarrassante, et, pour le médecin qui voit son client pour la première fois, quelquefois difficile à résoudre. Peut-on au moins, se prémunir contre cette intolérance? Dans la pratique médicale, tel médicament mal supporté est remplacé par un autre. Mais dans la pratique thermale, la question se déplace. L'action physiologique étant extrêmement lente, et à longue portée, on ne peut que difficilement apprécier l'opportunité réelle d'une médication que l'apparence semble indiquer. On s'en aperçoit trop tard, et quand le médecin s'en aperçoit plus tôt, il hésite, à tort évidemment, à renvoyer le malade à ses foyers. Il lui en coûte de désillusionner son client, de blesser quelquefois le confrère, et finalement, il le garde, espérant qu'avec beaucoup de prudence et de petits moyens, il arrivera à rendre quelques services à son malade.

Heureusement, cette intolérance est rare. Du reste, c'est à la sagacité du médecin qu'il appartiendra de distinguer la vraie de la fausse saturation. Si je l'ai signalée, c'est afin de mettre, sous son véritable jour, la cause assez mal connue de quelques insuccès.

L'opportunité, dégagée de cette première inconnue, se présente à nous d'une façon assez formelle au point de vue général :

L'emploi des eaux minérales, et en particulier des eaux de Néris, doit être exclusivement réservé aux périodes stationnaires des maladies chroniques. Nous voulons dire par là que l'opportunité du traitement thermal est d'autant plus précise et plus immédiate, que les maladies s'éloignent de la période active; — active et non pas aiguë, différence que nous avons établie aux chapitres des *applications*.

Cependant, tout en tenant un grand compte de cette règle générale, il faudra étudier avec soin les résultats obtenus antérieurement par les bains, soit naturels, soit artificiels; il conviendra de s'enquérir de leur mode d'action et de se rappeler que parfois cette action peut ou durer plusieurs mois et plusieurs années, ou bien cesser, ce qui prouve alors le besoin d'une ou de plusieurs autres saisons.

Enfin, pour que cette grave question de l'opportunité thermale soit résolue plus aisément, le médecin devra noter, selon les conseils de Fontan, avec autant de soin les malades qui se trouvent mal des eaux que ceux qui s'en trouvent bien. C'est l'intérêt des malades et de la vérité, aussi bien que celui des établissements thermaux. Ne sait-on pas ce dont est capable un mécontent? Le vieux proverbe a raison :

La douleur crie, la reconnaissance se tait.

Grossesse.

La grossesse contre-indique-t-elle le traitement thermo-minéral de Néris?

Nicolas de Nicolay, disait, en parlant des eaux de Bourbon-l'Archambault: « Aux femmes enceintes est défendu d'en boire et de s'y laver. » Plus tard, le même précepte était répété à Néris par de Laurès, qui l'appliquait sans réserve à toute femme qu'il soupçonnait être en état de grossesse.

De nos jours, un de nos honorés confrères, le D[r] de

Grandmaison, partage également cette opinion qu'il appuie de plusieurs observations.

Le Dr de Ranse, au contraire, a soutenu et soutient que « la grossesse ne contre-indique pas l'emploi des eaux indéterminées comme celles de Néris; qu'elle exige seulement de grandes précautions et une surveillance attentive dans l'administration des eaux. » Cette assertion, il l'assied sur un grand nombre de faits.

Cette divergence des opinions dans une question si intéressante pour tous les hydrologues, ne peut guère s'expliquer que par l'observation en cette matière de séries heureuses pour certains, de séries malheureuses pour d'autres. Quelles difficultés n'a-t-on pas quand il s'agit de savoir pourquoi une femme, dans telle ou telle condition, n'a pas avorté, et pourquoi une autre absolument esclave d'elle-même s'est vue victime d'un accident?... Il est de ces mystères que l'on n'explique jamais. Aussi, en présence d'une telle contradiction, préférons-nous nous abstenir de toute intervention thermale, surtout quand celle-ci peut amener des accidents irrémédiables.

Deux cas peuvent se présenter : ou la grossesse est confirmée ou elle n'est pas. Si elle l'est, je ne vois pas l'avantage que la malade pourrait tirer d'une cure à Néris. Les malaises nerveux ou névropathiques, les misères en un mot, qu'elle éprouve pourraient être assurément modifiés : mais à quel prix peut-être?...

Si la grossesse n'est pas confirmée, la malade, comme le médecin, surtout dans les trois premiers mois de la gestation, peut croire à une maladie utérine quelconque, simulant, à s'y méprendre, une grossesse au début. Dans ce cas, la responsabilité du médecin est dégagée; mais au premier signe certain, son devoir, selon nous, est de cesser tout traitement : d'abord, parce que la grossesse n'est pas en elle-même une maladie qu'il faut traiter, mais une fonction naturelle qu'on doit respecter ; ensuite, parce que cette grossesse sera le traitement rationnel de l'affection utérine concomitante, si affection utérine il y a.

Tel est notre sentiment et, jusqu'à preuve d'erreur, ce sera notre règle.

Menstruation.

Disons d'abord que l'influence des eaux de Néris sur la menstruation a été remarquée par tous les observateurs. Elle est du reste incontestable : pour de Laurès, 75 fois sur 100 les règles sont avancées. Nous ajouterons donc que leur abondance est parfois accrue, et leur durée souvent prolongée. Quelquefois, elles retardent, mais le fait est plus rare. Ce fait d'excitation cataméniale a une importance souvent méconnue ou peu appréciée par la généralité des malades ou des médecins.

L'expérience nous prouve, en effet, que le moment le plus opportun pour commencer une cure, est le milieu de la période intermenstruelle. La raison en est simple : dès le dixième ou le douzième bain, sous le fait de l'excitation thermale, la malade voit souvent arriver ses règles. Elle reste toute surprise, car elle avait organisé son départ, son voyage et son traitement, de façon à suivre sa cure de vingt-un jours sans aucune interruption. Mais le calcul est déjoué! Force est de se résigner et d'attendre le moment propice pour reprendre la médication... Si cette malade avait été prévenue de la possibilité de cet incident et de la nécessité d'un repos obligatoire, au bout de quelques jours, sous le coup de la saturation, elle aurait, à n'en pas douter, organisé son voyage d'une autre façon : faisant alors coïncider avec le milieu de sa cure et l'apparition de ses règles le repos qui lui sera prescrit.

Ces inconvénients ne sont pas les seuls, il y en a de plus grands. Croit-on qu'une personne atteinte, par exemple, de métrite ou d'une affection quelconque des organes pelviens, soit immédiatement après l'époque de ses règles dans de bonnes conditions pour voyager ? Les secousses, les fatigues inhérentes à tout déplacement et à toute installation, ne sauraient-elles pas retentir douloureusement sur les organes malades encore impressionnés par la congestion menstruelle ? Enfin, pensera-t-on que ce sont là réellement de bonnes conditions pour commencer un traitement, et ne verra-t-on pas l'importance de la question que nous soulevions tout à l'heure au sujet du moment le plus opportun pour l'inauguration d'une cure thermale ?

CHAPITRE VIII

Choix de la saison. — Durée de la cure. Hygiène du baigneur.

Le choix d'une saison.

Le choix d'une saison semble tout d'abord ne devoir se prêter à aucune règle absolue, le médecin et le malade étant juges en pareille matière.

Toutefois, d'une façon générale, il est bon de réfléchir aux différentes températures qu'offrent les différentes saisons de l'année. Le fait a son importance pour certains malades.

Bien que le Grand Établissement de Néris soit ouvert du 15 mai au 1er octobre, et que cette station présente d'excellentes conditions climatériques et des moyennes peu variables, on ne peut nier que le mois de mai et une partie du mois de juin soient sensiblement plus froids que les mois suivants, — c'est une vérité que j'accuse, parce qu'ordinairement on n'en tient pas compte. Le matin et le soir, le thermomètre s'abaisse, aussi le rhumatisant doit-il se pourvoir en conséquence, lorsqu'il est dans l'obligation de se rendre à Néris à cette époque de l'année. — Juillet et août sont chauds, très chauds parfois; mais la température du matin et du soir ne présente pas, comme dans certaines autres stations, un abaissement notable. Quant au mois de septembre, on peut dire qu'il est presque toujours remarquablement beau, à Néris; aussi s'étonne-t-on à bon droit que les baigneurs commencent à déserter nos thermes dès la première quinzaine.

En un mot, les névropathes ou les nerveux s'accommodent de toutes les saisons. Certains, cependant, préféreront le printemps ou l'automne aux chaleurs accablantes de l'été. Les rhumatisants se trouveront bien, au contraire, des mois les plus chauds. Une cure trop tardive, en septembre, par exemple, pourrait nuire chez certains d'entre eux, et, dans une certaine mesure, à l'efficacité du traitement, les mois d'octobre et de novembre amenant avec eux la pluie, le froid et les vents humides. Enfin, les personnes atteintes d'affections utérines ou de dermatoses, auront le champ plus libre : pour elles, le choix de la saison a peu d'importance.

La durée de la cure.

Aller faire une saison, c'est, dans le monde, passer vingt et un jours à une station. Ce laps de temps écoulé, le médecin a beau faire, il obtient rarement de son client quelques jours de plus, et celui-ci repart, sous prétexte de nécessités, de position ou d'affaires, alors qu'avec un peu de bonne volonté, il lui serait si facile de compléter une cure qu'il ne pourra peut-être pas renouveler.

Peut-on raisonnablement espérer qu'une cure de vingt bains à peine suffira pour combattre avec avantage une maladie ancienne, invétérée, diathésique ou héréditaire?

A Néris, en particulier, la cure de vingt-un jours est un non-sens, sauf quelques rares exceptions. La moyenne du traitement doit être de vingt-cinq à trente jours. Quelquefois même, dans les cas d'affections nerveuses, par exemple, la durée du traitement doit être prolongée ; c'est alors que nous pouvons enregistrer de remarquables succès.

Certains malades habitant les départements voisins font deux cures dans la même année. L'idée est bonne, et le résultat excellent, surtout si chaque saison est au moins de quinze bains. En ce cas, il convient d'espacer d'au moins trois semaines, ou plus, les deux séries de traitement.

De l'Hygiène du baigneur et de la nécessité du repos.

Cette question, souvent négligée par le malade, mérite aussi quelque attention. Qui ne connaît aujourd'hui l'importance des conditions hygiéniques quand il s'agit de la thérapeutique des affections chroniques. L'hygiène pour les malades, c'est le jeu régulier des organes, c'est l'accomplissement parfait de toutes les fonctions, c'est la jouissance raisonnée de tout ce qui peut contribuer à la guérison. L'alimentation, les conditions atmosphériques, l'exercice, tels sont, près des stations thermales, les grands facteurs de l'hygiène; leur importance étant connue, nous nous bornerons à quelques considérations purement locales.

Doit-on faire suivre aux malades, pendant la durée de leur cure thermale, une alimentation particulière? Nous pensons, qu'en règle générale, le baigneur doit, sans exclusion de tels ou tels aliments, faire choix de ceux qu'il sait lui convenir en temps ordinaire, et que sa règle est de se rapprocher le plus possible de ses habitudes personnelles. Au sujet de l'eau, nous recommanderons cependant, aux malades, d'en faire un usage modéré : qu'on se serve de l'eau de Néris refroidie, ou que l'on boive de l'eau de fontaine. Une bonne habitude, est de prendre aux repas, mélangée au vin, une eau de table quelconque : Saint-Pardoux, Châteauneuf, Argentières, etc.

L'exercice en plein air, et surtout à pied, est recommandé dans toutes les stations. A Néris, il devient une nécessité, surtout pour les nerveux et les névropathes. Le séjour prolongé dans une chambre d'hôtel, dans un salon de conversation, ne saurait qu'être funeste à la cure. Certains malades pensent qu'il suffit d'aller au bain, de faire un tour dans le parc et de rentrer à l'hôtel. Si le repos est obligatoire à Néris, pendant une partie de la matinée après le bain, il ne l'est plus pour le reste du jour. L'exercice, la promenade, l'activité musculaire, en un mot, deviennent une loi; et à moins d'impossibilité, de souffrance, ou d'indication contraire, le malade doit obéir à cette loi. Du reste, elle est ici d'une application facile; car, en dépit de la mauvaise réputation que l'on a faite à Néris, les plaisirs, les distractions, les excursions ne lui manquent pas. Le baigneur seul est coupable, quand il ne veut pas en jouir; qu'il sache seulement en user avec modération, et il y trouvera bien vite le meilleur remède contre l'ennui. Notre siècle, du reste, a besoin de plaisirs, et si jadis le grand Camus a condamné d'un seul mot, dans une page restée célèbre, toutes les distractions de nos villes d'eaux, il n'en est pas moins vrai, qu'à notre époque les fêtes et les plaisirs font partie intégrante de la vie de chacun. Si bien des gens, plaçant le plaisir avant la guérison, cherchent en premier lieu la station où l'on s'amuse, nous devons cependant reconnaître que le vrai malade demande plutôt la paix et le calme, ne goûtant des distractions, que juste ce qu'il faut pour satisfaire à ce bien vieux, mais bien vrai proverbe, dont nous indiquions plus haut la portée médicale et hygiénique :

Omne tulit punctum qui miscuit utile dulci.

Il est une autre question, bien négligée de nos jours : c'est celle du *repos* qui devrait suivre toute cure thermale. Après une saison à Néris, ce repos est obligatoire, si l'on veut obtenir un résultat. L'excitation souvent tardive, la poussée quelquefois post-thermale, la longue portée des eaux sont autant de facteurs qu'on ne saurait négliger. Malheureusement, les mêmes raisons, qui, pour le baigneur, limitent le traitement à vingt et un jours, l'emportent souvent ensuite vers des régions plus ou moins éloignées où l'attendent les affaires, les chasses, les rendez-vous, etc.... Au départ, il paraît décidé à suivre les exhortations de son médecin; mais il les a vite oubliées, et, quelques jours plus tard, il compromet définitivement la saison qu'il a faite, parfois avec beaucoup de zèle et d'exactitude.

Aux temps passés, on se préparait à la cure, par le repos, le régime et les purgations; on se rendait à la station par étapes successives, espérant ainsi, quand on venait de loin, s'acclimater plus aisément. Quand on repartait, c'était pour rentrer directement chez soi, où l'on prenait toutes les précautions possibles pour ne pas compromettre le traitement.

Autres temps !... Autres mœurs !... peut-être à tort; car, en notre siècle d'hygiène et de méthode, on paraît en oublier souvent même les premiers éléments !.....

CHAPITRE IX

L'enfance à Néris.

Il est souvent des parents qui hésitent à faire suivre à leurs enfants un traitement thermal. Si dans certaines stations, fortement minéralisées, on doit s'entourer de grandes réserves, à Néris au contraire, l'indication est sûre et précise. Chaque année, nous soignons des enfants, soit qu'ils viennent comme malades, soit qu'ils accompagnent leur famille; et nous avons toujours remarqué le grand bienfait qu'ils tiraient de nos eaux, dans certains cas. C'est ainsi que les bains de piscine, l'hydrothérapie simple ou combinée, seront admirablement indiquées chez les enfants ou jeunes gens névropathes par hérédité ou par anémie, nerveux ou simplement irritables.

C'est dans ces cas que l'hydrothérapie, qui constitue un des meilleurs agents de sédation, est employée tiède, ou froide ou mitigée (de trois à dix secondes), suivant l'impression qui en résulte... Les migraineux, les nerveux, les irascibles, les enfants terribles, comme on les appelle quelquefois, les petits hystériques en puissance, les choréiques dès le début, trouvent ici dans nos eaux, par un traitement rationnel et combiné, un bénéfice qu'ils ne sauraient trouver ailleurs.

L'éducation et l'instruction, par une mauvaise direction ou le surmenage, augmentent chaque jour le nombre de ces intéressantes victimes, et il est en notre devoir d'enrayer, autant qu'il est en notre pouvoir de le faire, la marche de ces maladies, dont les enfants n'ont pas encore conscience, mais qui plus tard, peut-être, deviendraient de véritables infirmités, ou constituerait pour eux des affections graves ou incurables.

CHAPITRE X

Des cures thermales successives.

Doit-on conseiller à un même malade deux cures successives, à deux stations différentes?

Cette question récemment discutée à la Société d'Hydrologie de Paris et exposée au Congrès de Biarritz par notre honoré confrère, le Dr Breuillard de Saint-Honoré, n'a pas encore reçu de réponse absolument scientifique.

En pratique, cependant, l'expérience a prouvé deux faits indiscutables :

1° Qu'il faut renoncer aux cures successives dans des stations différentes pour la même année. Ainsi, on a constaté le fâcheux effet des cures sulfureuses après les cures alcalines : c'est au même titre que les bains de mer, toujours excitants, contrebalancent les résultats du traitement de Néris, et sont, par suite, contre-indiqués.

2° Qu'on peut conseiller, si le cas est urgent, des cures successives à des stations similaires ou complémentaires; mais après avoir laissé s'écouler entre les deux traitements un laps de temps que le médecin doit indiquer.

Nous avons tenu à formuler ces deux propositions, en raison de la tendance qu'ont beaucoup de malades à passer d'une station dans une autre, sans autre souci que celui de leur bon plaisir.

APPENDICE

Il nous a paru utile de résumer cette étude, en présentant, dans une série de tableaux synoptiques, l'exposé des *indications* et *contre-indications* des eaux de Néris. Un simple coup-d'œil permettra au praticien de se rendre un compte exact des *principales applications de nos eaux*. Chaque tableau représente un cadre d'affections déterminées, et vis-à-vis de chaque terme nosologique on trouvera, au besoin, un renvoi au texte même.

La table des matières enfin sera d'un dernier secours.

Nous avons fait suivre ce travail de quelques planches qu'il sera peut-être agréable de consulter. Certaines sortent du domaine purement médical, mais elles donneront un léger aperçu de notre cité thermale, et pourront fournir quelques indications utiles.

A. — Tableau des indications dans les Maladies des centres nerveux.

1° Hémiplégies. (Page 62)

Néris compte quelques succès relatifs aux hémiplégies d'ordre cérébral. Les phénomènes de *contracture douloureuse* sont heureusement influencés. Les *troubles sensoriaux*, les *tremblements hémichoréiques* subissent réellement une amélioration *durable.*

Il convient d'examiner ici, avant l'envoi du malade, l'opportunité de la cure en tenant un grand compte de la lésion, hémorrhagie ou autre, des symptômes congestifs, etc...

2° Paraplégies (Page 64)

Dans cet ordre d'affections, nous distinguons surtout la *paraplégie rhumaismale* (la thermalité joue ici un grand rôle) et la *paraplégie hystérique* qui cède rapidement en tant que manifestation de la névrose.

Dans les paraplégies essentielles de l'enfance, ou dans les paraplégies séniles, alcooliques, etc., l'indication est ailleurs.

3° Affections Centrales. (Page 66)

Ataxie locomotrice. — La phase excitante, les phénomènes douloureux, les éclairs fulgurants, les troubles de la vue, l'état éréthique, réclament Néris. — La phase dépressive trouve au contraire son indication à La Malou.

Paralysie générale. — Dans ses phénomènes d'excitation et d'agitation cérébrale.

Je ne mentionne point ici d'autres *myélites* ou *scléroses* plus ou moins heureusement influencées à Néris. Les faits sont trop peu nombreux pour pouvoir apporter ici quelques conclusions réellement à l'abri de toute critique.

B. — Tableau des indications dans les Maladies des Nerfs et Névroses.

Malgré les détails peut-être encombrants que nous donnons dans ce tableau, des indications de Néris, nous insistons, parce qu'il présente d'un seul coup d'œil, toutes les manifestations si variées et si variables des névroses, qui se donnent rendez-vous à nos thermes.

Spécialité d'action des eaux de Néris :

- 1° Névralgies dans ses formes
  - intercostale . . . / faciale . . . . . . / sciatique . . . . / plantaire, etc.. . (page 68)
    - ou *Névralgies* . . .
      - liées à un état névropathique quelconque.
      - liées à la diathèse rhumatismale.
      - liées à une lésion (métrite, ovarite, entérite, etc.)

- 2° Dyskinésies. . . . . . . (page 70)
  - *Crampe des écrivains* . . . . . . (page 70)
  - *Tics convulsifs ou douloureux*, etc. (page 70)
    - Observations de guérisons après plusieurs cures.

- 3° Névroses. . .
  - *Hystérie* (page 70) dans ses manifestations suivantes, tels que les
    - troubles de la motilité se manifestant par des
      - convulsions générales.
      - convulsions partielles.
        - Boule hystérique.
        - Spasmes pharyngés, vomissements.
        - Aboiement, miaulement.
        - Hoquet, baillements.
        - Palpitations cardiaques.
        - Chorées, tremblements.
      - contractures
        - du pied.
        - du genou.
        - de la hanche (coxalgie hystérique)
      - paralysies
        - viscérales.
        - ou des membres.

- 3° Névroses . . (*Suite*)
  - *Hystérie* (Suite) dans ses manifestations suivantes, tels que les
    - troubles de la sensibilité ou sensoriels se manifestant par des
      - hyperesthésies
        - Dermalgie.
        - Rachialgie.
        - Ovarie de Charcot.
        - Névralgies diverses.
      - anesthésies
        - dont la variété la plus fréquente est l'hémianesthésie qu'il conviendra de distinguer de l'hémianesthésie cérébrale.
    - troubles circulatoires, sécrétoires, ou
      - Désordres menstruels / Congestions cutanées / Sueurs de sang / Ischurie, polyurie
        - troubles très fréquents à Néris.
    - troubles psychiques, c'est-à-dire
      - Hallucinations.
      - Monomanie.
      - Mélancolie, etc.
  - *Chorée* (page 75)
    - dans sa forme rhumatismale.
    - dans sa forme rhymitique ou hystérique.
    - dans sa forme classique simple et aussi dans l'hémichorée ou athétose des doigts et orteils.
  - *Paralysie agitante* dans sa période de début (page 76).
  - *Épilepsie*, surtout dans les manifestations du petit mal, de vertige, d'absence (page 74).
  - *Goître exophthalmique*. . . .
    - Forme classique.
    - Forme fruste. . . . .
      - Tremblement général. / Vibration musculaire perceptible à la main.
        - Dr Marie.

- 4° Névropathies, telles que . . . . . (page 78)
  - *Migraine.*
  - *Névralgie générale de Valleix.*
  - *Névropathie cérébro-cardiaque de Krishaber.*
  - *Agarophobie, claustrophobie.*
  - *Irritation spinale* . . . .
    - Forme rachialgique.
    - Forme neurasthénique.

C. — Tableau des indications dans les Maladies Rhumatismales.

- **Rhumatismes**
  - **articulaire**
    - Dans la période *subaiguë* ou dans la convalescence de l'état aigu.
    - *Chronique* (page 82)
      - *Fixe* (ordinairement développé chez les scrofuleux il n'est pas, à proprement parler, justiciable de Néris).
      - *Mobile* ou erratique (Indication formelle).
      - *Progressif*
        - commun.
        - noueux. . . . / à nodosités. . — Si l'affection est très récente, et s'il y a douleurs, le soulagement est marqué, et l'on constate une diminution assez notable dans les gonflements articulaires.
  - **musculaire** (page 85)
    - torticolis. . . . .
    - scapulodynie . . . .
    - lumbago . . . .
    - pleurodynie, etc. . . . .
    - → Indications des plus nettes.
  - **interne** (page 85)
    - gastralgie . . . .
    - entéralgie . . . .
    - → à forme continue ou intermittente.
  - **goutteux** (page 88)
    - lorsqu'il s'agit de combattre la fréquence ou la violence des accès, et lorsqu'il y a complication d'un état névrotique ou que la manifestation articulaire est accompagnée de phénomènes névralgiques.
  - Les rhumatisants, dyspeptiques, herpétiques ou névropathes doivent être les clients de Néris.

D. — Tableau des indications sur les Maladies des Femmes.

1° *Métrites chroniques* et ses variétés cliniques	développées en particulier chez les	rhumatisantes chlorotiques névropathes	en dehors des phases congestives actives. (page 91)

(Les catarrhes, indurations et engorgements liés à la scrofule ne sont pas justiciables de Néris.)

2° *Lésions des annexes* ou *lésions de voisinage*, concernant le.	péritoine utérin. péritoine intestinal. péritoine vésical — cystite.	(page 95)

3° *Troubles de l'innervation utérine* ou. . . . . . . (page 97)	*Névralgies* liées à l'inflammation de. . .	l'ovaire. l'utérus. du péritoine.
	vaginisme. *prurit vulvaire*. *nymphomanie*, etc.	

4° *Troubles fonctionnels*.. (page 100)	*Aménorrhée* liée à l'érethisme nerveux. *Dysménorrhée* spasmodique. *Stérilité*. (Cette indication s'applique aux lésions qui peuvent entraîner la stérilité.)

Nota. — Les aménorrhées ou dysménorrhées congestive, hémorrhagique, trouvent leurs indications ailleurs qu'à Néris.

E. — Tableau des indications dans les Dermatoses, Traumatismes, Plaies.

1° *Dermatoses*, en particulier. . . . . (page 102)	eczéma lichen prurigo urticaire intertrigo acné	que la lésion soit	irritative ou torpide	en raison du bain tempéré, ou chaud avec étuves, qui peut leur être appliqué.

Les sujets nerveux, irritables par leur constitution ou par la forme de leur dermatose (poussées aiguës, etc.), se trouvent bien des bains prolongés de Néris, genre Loëche.

2° *Traumatismes* et leurs *suites* ayant amené des (page 107)	*lésions nerveuses* par compression ou par inflammation ;	*contusions anciennes* *luxations* *fractures*	ayant amené des névralgies rebelles, des engorgements ou des roideurs.

3° *Plaies, brûlures*. . . . . (page 108)	Ici l'application des bains prolongés est un fait thérapeutique bien connu dans le pays : les effets sont remarquables pour les plaies, les ulcères chroniques, les coups de feu, les brûlures étendues. (Usines de Commentry, Montluçon, etc., etc.)

Principales contre-indications

(Voir page 110)

Les contre-indications *spéciales* ont été relevées dans le cours de cette étude, parallèlement aux indications.

CONTRE-INDICATIONS GÉNÉRALES

Maladies aiguës, avec ou sans fièvre. — Les accidents aigus survenant dans le cours des affections chroniques ne sont pas une contre-indication absolue.

Congestions actives, et non pas *passives*. — Celles-ci, au contraire, appartiennent de droit à la médication thermale, puisqu'elles sont intimement liées aux maladies chroniques.

Hémorrhagies. — La contre-indication est absolue. Et cependant cette année, nous avons vu avec un de nos confrères une femme atteinte de tumeur fibreuse avec hémorrhagies suivre une cure en dehors de ses pertes, et y trouver un grand soulagement à ses douleurs ; le fait étant isolé nous n'apporterons aucune conclusion, et nous maintiendrons les hémorrhagies au rang des contre-indications formelles.

Affections cancéreuses, *tuberculeuses*.

Maladies du cœur, dans les formes graves ou *accompagnées de dégénérescences.* — L'endocardite *simple*, valvulaire, de nos rhumatisants, est heureusement influencée à Néris, si le traitement est conduit avec méthode.

Maladies chroniques, arrivées à leur dernière période.

Etat normal ou *état de santé.* — Nous avons remarqué, ici comme ailleurs, que suivre une cure sans y être appelé, pourrait être un danger.

La *grande faiblesse* des malades doit-elle être un obstacle à la cure? Nous affirmons, comme plus haut, page , que la sédation de Néris n'amène aucune dépression, mais qu'au contraire, l'action secondaire des eaux est remarquablement tonique et remontante.

La *grossesse*, l'*opportunité* de la cure, la *tolérance* sont examinées plus haut (voir page 115).

TABLE DES MATIÈRES

(Voir page 110 pour l'exposé plus détaillé des contre-indications.)

Bordeaux. — Imprimerie Nouvelle A. BELLIER et Cie, 16, rue Cabirol.

CONFERVES DES BASSINS CHAUDS

(Voir page 14).

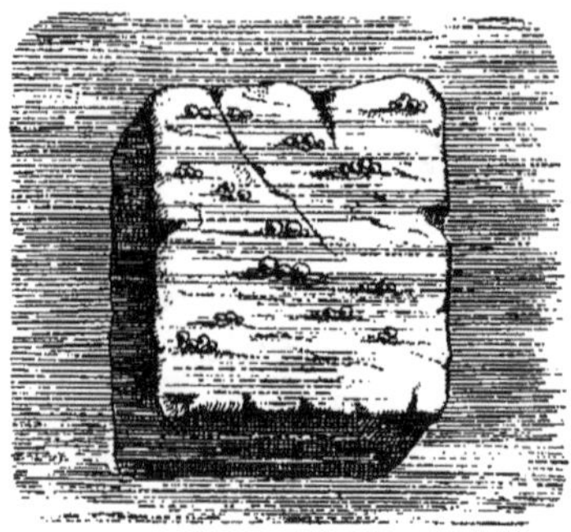

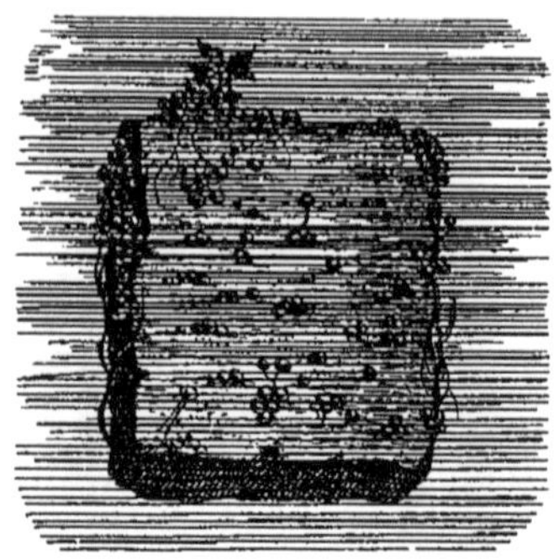

Figure I

Cette figure représente deux fragments de pierres déposés au fond des bassins sur lesquels apparaissent, après quarante ou soixante heures de séjour dans l'eau, de légères bulles gazeuses, transparentes, comme argentées, qui s'accolant les unes aux autres et finissant bientôt par se confondre ressemblent à de véritables grappes de fraî de poisson, plus tard à de vraies grappes de raisin. Une matière visqueuse, tomenteuse, leur sert de lien. C'est la masse gélatineuse, c'est la conferve à son premier degré de développement.

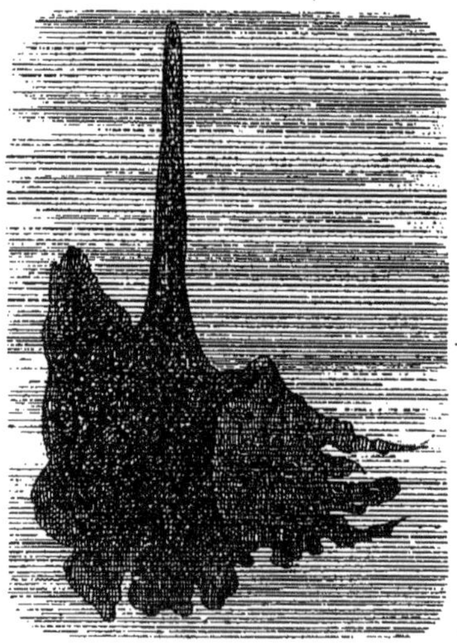

Fig. II

Cette conferve, développée sur un fragment de pierre, affecte la forme pyramidale. On la retrouve surtout dans le bassin de droite (façade principale de l'établissement). Sa longueur varie de 15 cent. à 20 cent. de hauteur. Quand de pyramide elle devient tige, elle s'amincit, au point de présenter jusqu'à 1 mèt. de hauteur.

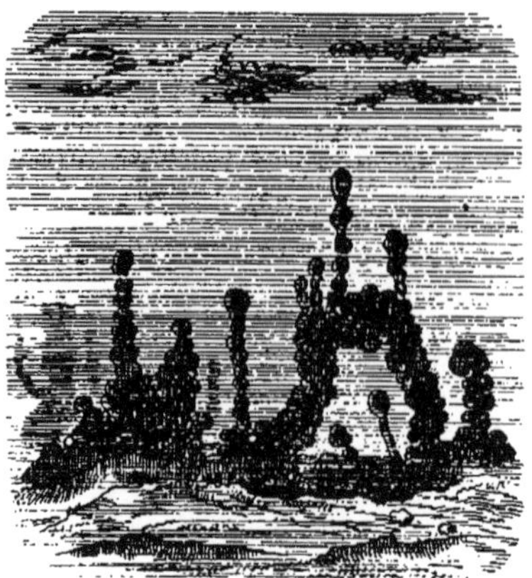

Fig. III

Ici la conferve s'est unie à ses voisines pour former des arceaux, des cloisons, des boursouflures : les portions renflées contiennent du gaz azote.

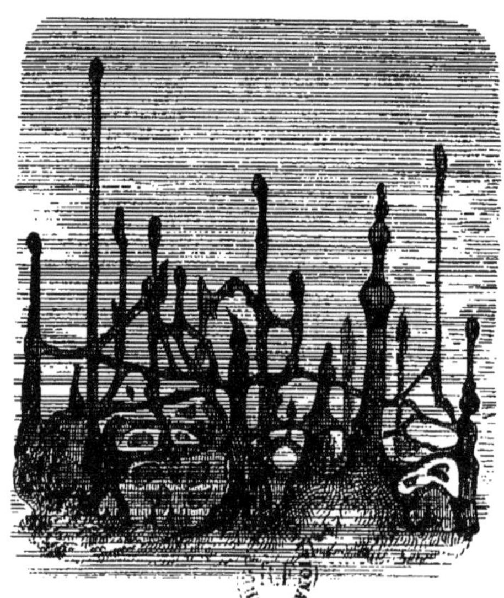

Fig. IV

Vue d'ensemble, à travers de la masse d'eau thermale, de la flore nérisienne. L'aspect qu'elle présente ici n'est pas constant. Sous l'influence des causes extérieures et de la température de l'eau, il peut varier à l'infini. En juillet et août, la conferve atteint ses dimensions les plus hautes et offre les formes les plus variées.

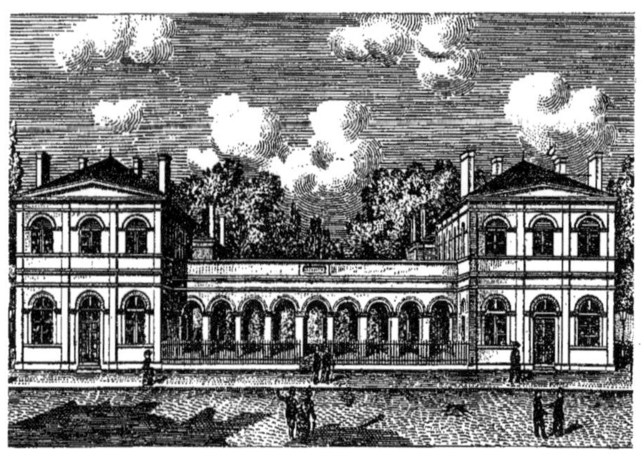

FAÇADE DE L'ÉTABLISSEMENT, PLACE DES THERMES

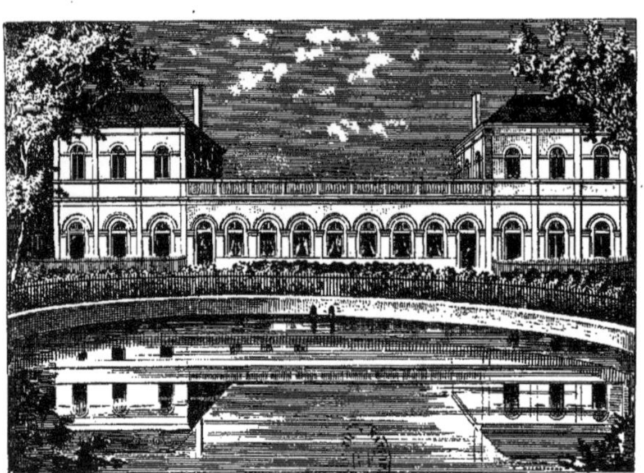

Façade de l'Établissement sur le Parc des Tilleuls

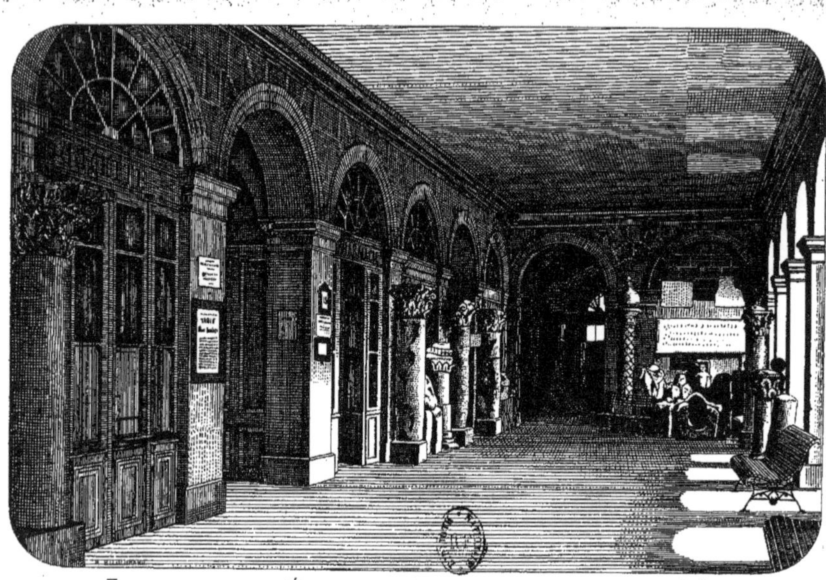

Façade principale de l'Établissement, Péristyle (Débris des thermes romains).

NÉRIS-LES-BAINS (Allier)

Saison du 15 Mai au 1er Octobre
(Le petit établissement est ouvert toute l'année)

MUSIQUE

Deux fois par jour dans le Parc de l'Établissement
ORCHESTRE DE **20** MUSICIENS

TOUS LES SOIRS

REPRÉSENTATION AU CASINO

Concerts, Fêtes de nuit, Bals, Jeux,
Petits chevaux.

HOTELS, VILLAS, MAISONS MEUBLÉES DANS DES CONDITIONS TRÈS CONFORTABLES

CURIOSITÉS :

Église, Parc des Arênes, Musée Riëkotter
Jardin Boissier.

EXCURSIONS :

Camp de César; Moulins de Réty; Les Billoux; La Montagne et la Chapelle St-Joseph; Les Mines de Commentry; Les feux de Commentry, après le coucher du soleil; Les forges de Commentry; Montluçon, les verreries et la Ville; De Néris à Marcillat; Pionsat; Abbaye de Bellaigue; Château de l'Ours; Hérisson.

www.ingramcontent.com/pod-product-compliance
Ingram Content Group UK Ltd.
Pitfield, Milton Keynes, MK11 3LW, UK
UKHW021119220726
13924UKWH00004B/1799